지역사회 안전증진 이론과 실제

Practical Guideline for Community Safety Promotion

조준필 | 박남수

지역사회 안전증진 이론과 실제

Practical Guideline for Community Safety Promotion

첫째판 1쇄 인쇄 | 2008년 6월 25일
첫째판 1쇄 발행 | 2008년 6월 30일

지 은 이 조준필, 박남수
발 행 인 장주연
편집디자인 정상희
표지디자인 이지선
발 행 처 군자출판사
등 록 제 4-139호(1991. 6. 24)

본 사 (110-717) 서울특별시 종로구 인의동 112-1 동원회관 빌딩 3층
Tel. (02) 762-9194/5 Fax. (02) 764-0209
대 구 지 점 Tel. (053) 428-2748 Fax. (053) 428-2749
광 주 지 점 Tel. (062) 228-0252 Fax. (062) 228-0251
부 산 지 점 Tel. (051) 893-8989 Fax. (051) 893-8986

www.koonja.co.kr

* 파본은 교환하여 드립니다.
* 검인은 저자와의 합의 하에 생략합니다.

ISBN 978-89-7089-831-5

정가 18,000원

저자약력

조 준 필

- 연세대학교 대학원 의학박사
- 아주대학교 의과대학 응급의학교실 교수
- 아주대학교 지역사회 안전증진연구소장
- 국제안전도시공인센터장
- 경기도립의료원장

박 남 수

- 연세대학교 대학원 보건학박사
- 아주대학교 지역사회 안전증진연구소 조교수
- 국제안전도시공인센터 · 국제안전도시지원센터 책임연구원

머리말

건강하고 안전한 삶은 다양한 생활환경과의 상호작용에 의해 영향을 받고, 우리가 속해 있는 사회 규범과 분리되어 생각될 수 없다는 점에서 지역사회에 기반한 사업의 필요성이 점차 증가해 가고 있습니다.

"안전도시(Safe Community)"는 스웨덴의 스톡홀름에 위치한 카롤린스카연구소 (Karolinska Institutet) 보건대학원 사회의학교실(Social Medicine)에 있는 세계보건기구 지역사회 안전증진 협력센터(WHO Collaborating Center on Community Safety Promotion: Chair, Professor Leif Svanstrom)에서 주관하고 있는 지역사회에 기반을 둔 손상예방 및 안전증진 사업입니다.

안전도시사업은 세계보건기구의 "모두에게 건강을"(Health For All)이라는 사회 정책적 개념에 전제를 두고 있으며, 1989년 스웨덴의 스톡홀름에서 개최된 제 1 차 세계 사고 및 손상 예방 학술 대회에서 채택된 "모든 인류는 건강하고 안전할 동등한 권리를 가진다." 라는 안전도시 선언문(Manifesto for Safe Communities)에 기초하고 있습니다.

1998년 국내에 안전도시 사업을 최초로 도입 소개한 이후 지난 10년 간, 각종 사고와 손상으로 응급실에 내원하는 외상 환자를 진료하는 응급의학과 의사(조 준필)로서, 보건행정학을 전공한 지역사회에 기반을 둔 손상예방 안전증진사업의 연구자(박 남수)로서 아주대학교 의과대학 지역사회 안전증진연구소에서 국내외 안전도시 사업 수행을 통해 얻은 지역사회에서의 실무경험을 바탕으로 "지역사회 안전증진 이론과 실제"를 출간하게 되었습니다.

이 책이 안전도시사업 실무자, 안전관련 정책 입안자, 의료인, 보건 전문가, 보건 및 의료 관련 분야를 전공하는 학생들에게 사고와 손상은 예측 가능하고, 예방 가능한 질병이라는 개념을 이해할 수 있게 하고, 특히 지역사회에서 직접 안전도시 사업을 주관하는 실무자들에게 지역사회내 다양한 분야와의 상호 협력 기반을 토대로 손상과 안전에 대한 지속적인 근거 중심의 사업수행에 도움이 될 수 있기를 바랍니다.

그 동안 국내에서 국제안전도시사업이 뿌리를 내리고 발전해나갈 수 있도록 터전을 만들어주신 아주대학교 의과대학 지역사회 안전증진연구소를 거쳐간 연구원들과 응급의학교실 교직원, 각 자치단체의 안전도시사업 관계자 여러분께 감사의 말씀을 전합니다.

2008년 6월 30일

조 준필 · 박 남수

Foreword

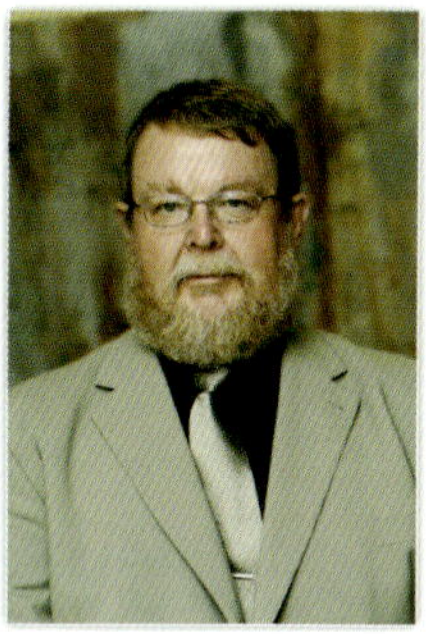

The International Safe Communities movement is now more than 30 years old. It arose out of the need to address local safety problems even where the state could or would not guarantee safety for all. In its organized form, the movement started in the Nordic countries but has very quickly spread around the world. The International Safe Community Network has expanded rapidly since our first certification in Lidköping in 1989.

It was almost 10 years ago I met Professor Joon Pil Cho for the first time at the 2nd Nordic Conference on Safe Communities which was held at Reykjavik, Iceland in 1999. During the meeting, he impressed me a lot by enthusiastic explanation about Safe Community Project in Suwon, Korea.

In 2002, Professor Cho organized the First Asian Conference on Safe Communities in conjunction with the first designation of Suwon Safe Community in Korea. It was a great success-both scientifically and policy-wise. Since then, Professor Cho and his colleagues have been led Safe Community Movements in Asian Region through establishing the Affiliate Safe Community Support Center in 2004 and the Certifying Center for Safe Community in 2006 at Ajou University School of Medicine in Suwon, Korea.

It is my pleasure to congratulate Professor Joon Pil Cho, Professor Nam Soo Park, and their colleagues on publishing a practical guideline for community safety promotion in Korean language. I have no doubt that this book will be very helpful to develop sustainable Safe Community Programs within their own communities, not only for community practitioners but also for health professionals and public health students.

I wish all the best of Safe Communities in Korea.

Leif Svanström, M.D., Ph.D.

Chair
WHO Collaborating Center on Community Safety Promotion
Karolinska Institutet, Stockholm, Sweden

목차

부록__

chapter 01

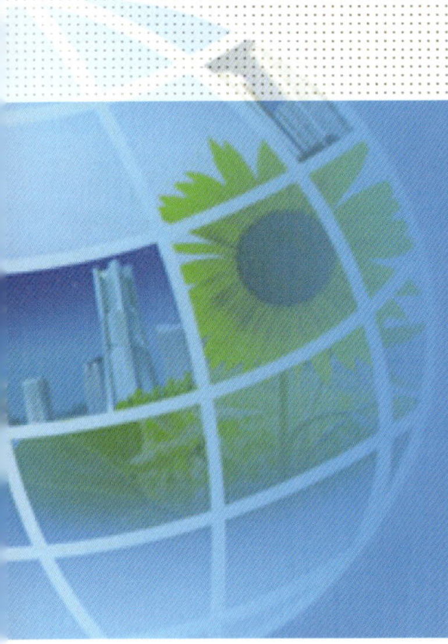

안전에 대한 패러다임 전환

Paradigm Shift on Safety

건강과 안전은 인간의 기본적인 권리이며 안전은 또한 전 인류의 건강과 복지를 유지 · 발전시키기 위한 필요조건이다. 그러나, 오늘날 현대사회문명의 발달과 복잡화, 생활환경의 정치적, 사회적, 물리적, 문화적 변화, 생활행태의 변화 등으로 인해 우리의 건강과 안전을 위협하는 요소들은 과거보다 더 많이 증가하고 있는 것이 현실이다.

과연 안전의 개념은 무엇인가? 안전에 대한 포괄적 접근을 위해서는 사고(accident), 손상(injury), 안전(safety)에 대한 개념 정의가 먼저 요구된다.

1. 사고 · 손상 · 안전의 개념

1) 손상(injury)

손상(injury)에 대한 고전적 개념은 인간의 한계 역치를 초과하는 정도로 신체에 미치는 기계적 힘, 열, 전기, 화학 및 방사선과 같은 물리적 요인에 급성 노출되어 야기되는 것이라 정의되고 있다. 익수나 동상과 같은 손상의 경우에는 산소나 열과 같은 필수적인 요인의 급격한 부족으로 인해 발생되기도 하나 모든 손상의 약 4분의 3은 기계적 힘에 의해 발생되고 있다(자동차 사고, 낙상, 충돌 등)(Haddon et al.1964). 그러나 현재 보편적으로 통용되고 있는 손상의 정의는 "질병이외의 외부적 요인에 의해 다치는 것 즉, 의도적 혹은 비의도적 사건의 결과로서 발생하는 신체나 정신에 미치는 건강상의 해로운 결과"로 이해되고 있다(WHO, 1989).

이러한 손상은 일반적으로 손상 발생 행위의 의도(intent), 발생기전(mechanism)에 따라 분류되고 있다. 손상은 행위의 의도에 따라서 비의도적 손상(unintentional injury), 의도적 손상(intentional injury), 의도 미확인 손상(undetermined injury)으로 구분된다. 비의도적 손상 범주에는 운수 사고, 낙상, 충돌, 화상, 재난 재해와 같이 가정, 직장, 도로, 학교, 공공 장소 등 일상적 생활 환경에서 발생되

손상이 포함되며, 의도적 손상 범주에는 자살(자해), 폭력(가해), 학대, 테러 등의 손상이 포함 된다. 의도 미확인 손상의 범주는 발생한 손상의 의도가 확인되지 않는 경우이나, 일반적으로 의도적 손상의 경우 실제 발생 정도보다 낮게 보고되는 경향(under-report)이 매우 크기 때문에 의도 미확인 손상을 의도적 손상범주에 포함하여 분류하기도 한다(UNICEF, 2003).

손상발생기전으로는 크게 운수사고, 낙상(추락), 충돌, 화상, 질식, 중독, 자상(창상) 등으로 구분된다. 이러한 손상의 분류기준은 국제표준질병분류기준(ICD;International Classification of Disease)의

표1-1. 손상발생의도 · 손상발생기전에 따른 손상 분류

손상의도 / 손상기전	비의도적 손상 Unintentional Injury	의도적 손상 Intentionl Injury			의도미확인 Undetermined
		자살 · 자해 Suicide	타살 · 가해 Homicide	전쟁/법적문제 War/Legal intervention	
전체 all injury	V01~X59 Y85~Y86	X60~X84, Y87.0, *U03	X85~Y09, Y87.1 *U01~*U02	Y35~Y36 Y35~Y36	Y10~Y34, Y87.2, Y89.9
자상/찔림이나 베임 Cut/pierce	W25~W29 W45	X78	X99	Y35.4	Y28
익수 Drowning	W65~W74	X71	X92		Y21
추락 Fall	W00~W19	X80	Y01		Y30
화상 Fire/hot object, substance	X00~X19	X76~X77	X97~X98, *U01.4	Y35.0	Y22~Y24
총기 Firearm	W32~W34	X72~X74	X93~X95, *U01.4	Y35.0	Y22~Y24
기계류 Machinery	W24 W30~W31				
운수사고 transport	V01~V99	X82	Y03, *U01.1	Y36.1	Y32
자연 또는 환경요인 Natural/environmental	W42, W43 W53~W64 W92~W99 X20~X39 X51~X57				
과로 Overexertion	X50				
중독 Poisoning	X40~X49	X60~X69	X85~X90, *U01.6~.7	Y35.2	Y10~Y19
맞음 충돌 Struck by or against	W20~W22 W50~W52	X79	Y00, Y04	Y35.3	Y29
질식 Suffocation	W75~W84	X70	X91		Y20
분류가능한 다른 특정 요인 Other specified, classifiable	W23 W35~W41 W44, W49 W85~W91, Y85	X75, X81, *U03.0	X96, Y02 Y05~Y07 *U01.0, 2.5	Y35(.1, .5) Y36(.0.2, 4~.8)	Y25, Y31
기타 명시된 요인 Other specified	X58, Y86	X83, Y87.0	Y08, Y87.1, *U01.8, *U02	Y35.6, Y89(.0,1)	Y33, Y87.2 Y33, Y87.2
상세불명의 요인 Unspecified	X59	X84, *U03.9	Y09, *U01.9	Y35.7 Y36.9	Y34, Y89.9

* U01~U03 (테러관련코드)
** 손상범위에서 제외 : 의약품 부작용 제외 (Y40~Y59, Y60~Y84, Y88, Y40~Y59, Y88.0 , Y60~Y84, Y88(.1~.3)
출처: CDC, 2001

해당 코드(ICD-10의 경우 V01-Y89, U01-U03)와 손상에 초점을 맞추어 개발된 국제손상외인분류기준(ICECI ; International Classification of External Cause of Injury)을 적용한다(WHO. 2001). 국제표준질병분류기준을 이용한 손상발생의도와 손상발생기전에 따른 세부분류는 〈표 1-1〉과 같다(CDC, 2001).

2) 안전(safety)

안전 (safety)에 대한 이해는 범죄나 폭력예방을 위한 수단, 교통사고로 인한 사망의 감소, 위험이 없는 것에 대한 느낌, 인간의 성장발달을 위한 긍정적 상태의 유지 등 매우 다양하다. 세계보건기구의 안전에 대한 개념 정의에 있어, 안전을 구성하는 요소는 크게 두가지 차원으로 구분할 수 있다(Nilsen et al., 2004). 하나는 객관적 차원(objective dimension)으로 이는 외부적 기준에 의해 측정되는 행태와 환경적 요인들로 설명될 수 있다(손상의 발생, 안전행태 등). 다른 하나는 주관적 차원(subjective dimension)으로 이는 개인이나 지역사회의 내적 느낌이나 인식에 의해 다양하게 설명될 수 있다(불안감, 안전인식 등)(Svanström, 2000; Klassen, 2000). 따라서 안전이란 다양한 중재방안을 통해 신체적 혹은 정신적 위험으로부터 적절하게 조절되는 상태를 의미하나, 이는 단순히 손상이나 위험이 없는 상태만을 의미하는 것이 아닌, 하나의 단어로 정의될 수 없는 포괄적, 동적 개념이다(Welander et.al, , 2004).

현재 우리나라에서는 안전의 개념을 이해하는데 있어 안전의 상대적인 개념으로 "사고(accident)" 또는 "안전사고" 라는 용어를 빈번하게 사용하고 있다. 그러나 사고(accident)란 예측할 수 없고 통제할 수 없는 불안전한 상황의 결과로 이해되고 있으나 이는 손상이 발생하거나, 발생할 수 있는 사건(event)으로, 손상을 유발하는 여러 요인중의 하나에 불과하다(WHO, 1989). 손상(injury)은 이러한 사고와는 다른 개념으로 비록 사고가 발생하더라도, 인간의 생명이나 신체에 손상을 받지 않을 수 있다. 특히 "사고" 가 내포하고 있는 손상의 범주는 주로 비의도적 손상(교통사고, 추락, 재난재해 등)에 국한하여 이해되고 있기 때문에, 최근 그 문제의 규모와 심각성이 대두되고 있는 자살, 폭력과 같은 의도적 손상에 대한 개념을 내포하지 못하고 있다. 따라서 사고와 손상, 안전은 구분되어져야 하는 개념이며, 안전, 손상의 위험요인 또는 손상의 분류에 대한 포괄적 이해가 수반되지 않을 때 이러한 상황을 "사고" 또는 "안전사고" 로 표현하는 개념적 오류가 발생할수 있으므로 이에 대한 충분한 고려가 있어야 한다(그림 1-1).

현재까지 수행되고 있는 대부분의 손상예방전략 또는 프로그램들은 안전의 객관적 차원에 해당하는 손상의 감소에 초점을 맞추고 있어 안전한 상태 (안전의 존재(presence)) 즉 "얼마나 안전한가" 보다는 불안전 상태(안전의 부재(absence))에 따른 결과의 측정을 통해 규정지어져 왔다. 그러나 주관적 차원의 안전에 대한 접근이 지역사회차원의 사업 수행에 미칠 수 있는 긍정적 영향을 고려한다면, 객관적 · 주관적 차원의 안전에 대한 조화된 접근을 통한 안전 개념의 포괄적 확장이 요구되며, 이러한 개념을 안전증진(Safety Promotion)이라 한다(Nilsen et. al., 2004).

안전증진은 인류가 최적의 안전 상태를 이루고 유지하기 위해 필요한 상황을 유지하고 확보할 수

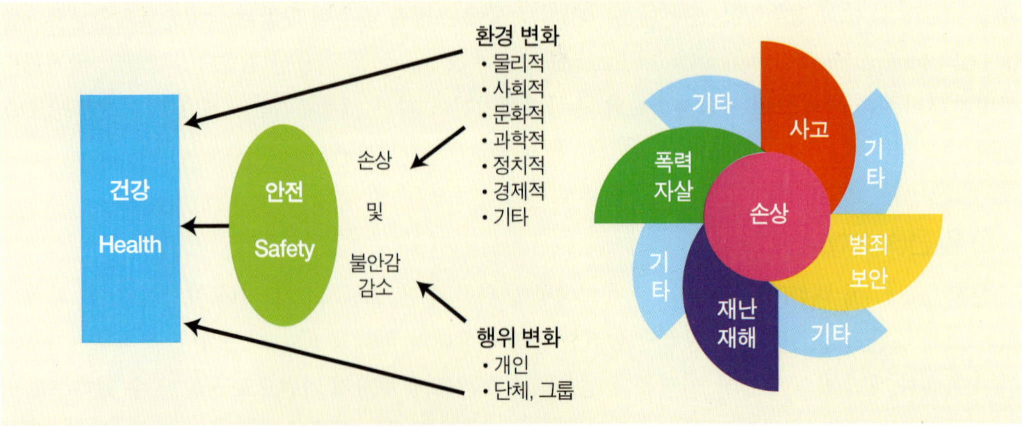

그림 1-1. 사고 · 손상 · 안전의 개념

있는 수단을 제공하는 과정이다. 이는 개개인이나 조직 또는 지역사회, 국가가 안전이라는 궁극적인 목표를 달성하기 위해 계획된 모든 노력을 의미하는 것으로, 개인의 태도, 행동 뿐만 아니라 생활환경 전반의 구조적인 변화를 통해 모두의 안전을 충분히 확보할 수 있는 지지적 환경을 조성하는데 궁극적 목적이 있다(WHO, 1998).

2. 손상과 안전에 대한 패러다임의 전환

손상(injury)에 대하여 1900년대 초기까지는 개인적인 실수나 운명으로 치부하였다. 1920년대에 자동차 사고를 운전 행위의 미숙에서 기인한다고 간주하여 운전자들에게 면허를 부여하는 제도를 법제화하기 시작하였으나 1930년대 중반 자동차 사고는 인적 요인과 기계적 요인의 조합에 의한다는 것이 알려진 이후 손상을 하나의 질병(disease)으로 인식하기 시작하였다. 1940년대 보건학자 John Gordon에 의해 손상이 다른 질병과 마찬가지로 유행적 사건, 계절적 변화, 장기간의 추세, 인구학적 분포를 가진다고 밝혀지면서 고위험군(high-risk group)이 있으며 개체(host), 병원체(agent) 혹은 매개체(vector), 환경(environment)의 세 요소가 서로 관련되어 있어 이를 적절히 통제함으로써 예방이 가능하다는 개념이 대두되기 시작하였다(National Committee for Injury Prevention and Control, 1989).

과거 개인적인 문제로 간과하였던 손상을 질병으로 간주한 것은 손상예방을 위한 인식의 전환을 가져왔으며, 이에 따라 손상예방에 대한 과학적 접근이 가능하게 되었다(그림 1-2).

지역사회 안전 관련 연구자 및 실무자들이 수행하는 손상예방 및 안전증진사업은 앞서 언급한 안전의 객관적, 주관적 측면에 대한 개념을 적용하는데 있어 다음의 4영역으로 구분하여 설명될 수 있다(그림 1-3).

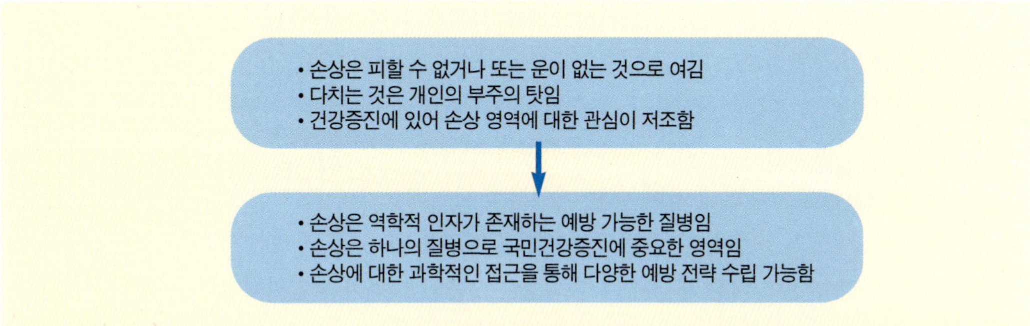

그림 1-2. 손상에 대한 패러다임의 전환

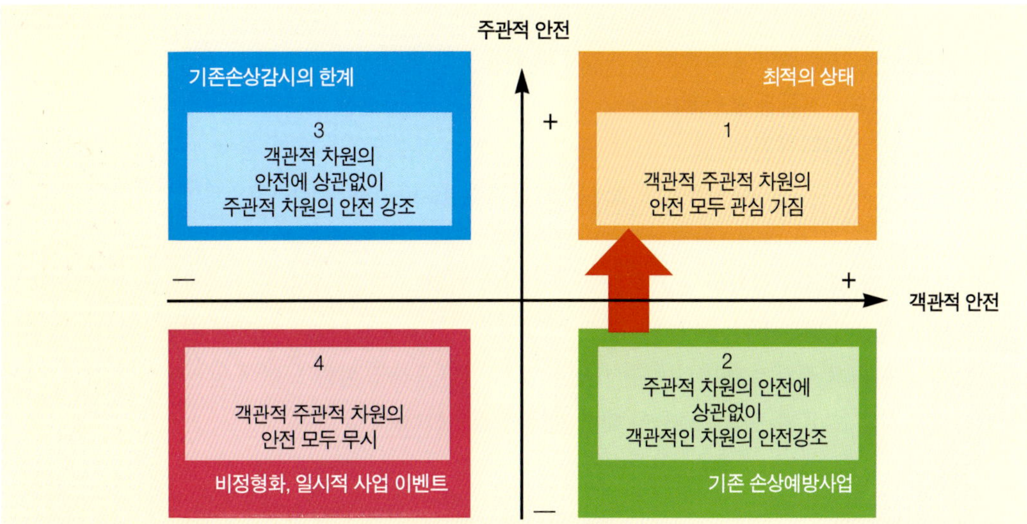

출처: Nilsen et al.(2004)

그림 1-3. 안전증진으로의 패러다임 소실

제 1영역은 손상예방정책을 설계하고 수행할 때 안전의 객관적 · 주관적 측면에 대한 고려를 충분히 하는 최적의 상태이다. 전통적인 손상예방프로그램은 제2영역에 위치하는데 이는 주관적 차원에 대한 고려 없이, 객관적이며 거시적 수준의 변수(손상률)들에 초점을 맞추고 있다. 제3영역은 주관적 차원의 안전에만 초점을 맞춘 접근으로 이는 오히려 기존의 객관적 측면의 손상감시체계와 손상역학자료들이 주관적 안전에 대한 평가를 고려 하지 못하고 있는 한계점으로 설명될 수 있다. 제4영역은 객관적 주관적 차원의 안전이라는 목적은 전혀 고려하지 않고, 특별하거나 또는 일시적으로 취해지는 비정형화된 형태의 사업들이 해당된다(Nilsen et al., 2004)

대부분의 지역사회 기반 손상예방 프로그램들은 제2영역에 속한다고 할 수 있으며, 이는 손상 발생의 감소를 통해 객관적 안전에 대한 평가와 성공 여부를 판단하기 때문에 전형적으로 안전한 정도(presence of safety)보다는 불안전한 정도(absence of safety)에 근거하여 측정되고 있다. 대상 인구집단내에서 측정 가능한 형태로 프로그램 또는 중재방안과 연결 지어질 수 있는 주관적 안전의 증가정도를 나타낼 자료가 부족하다는 점이 제2영역에서의 단점으로 제시될 수 있다.

지역사회에 기반한 안전증진이라는 목적을 달성하기 위해서는 다양한 연구와 사업들이 제1영역의 관점으로 수행되어져야 한다. 이러한 주관적 차원의 안전에 대한 접근은 프로그램 공급자위주에서 수혜자로의 초점이동을 가능하게 하며, 이는 지역사회 사업대상자의 참여 및 요구도 충족, 책임감 및 주인의식의 향상, 지역적 수용성의 증대 등의 장점을 도모할 수 있는 특성이 있다. 또한 지역사회와 시민의 참여에 따라 안전에 대한 개념과 그 현실성이 수용되는 폭이 광범위해진다는 것을 알 수 있다(Bunton, 2002; Thompson et al., 1990; Potrin et al., 2003).

이는 손상의 감소뿐만 아니라 안전함을 느끼는 개인이나 단체, 지역사회의 인식을 증가시킬 수 있는 서비스의 제공이 강조되어져야 한다.

기존의 객관적 안전 측면에 의존해왔던 것으로부터 주관적 안전을 포함하는 포괄적 접근으로의 안전 개념의 패러다임 전환은 불안전(absence of safety)로부터 긍정적 안전 (presence of safety)으로의 관점 이동을 가능하게 해줄 수 있으며, 제2영역에서 제1영역으로의 이동을 통해 단순히 소극적인 손상 예방(injury prevention)에서 벗어나 적극적인 안전증진(safety promotion)으로의 전환이 가능하다(Nilsen et al., 2004).

그러나 객관적 안전이 증가한다고 주관적 안전이 증가하는 것은 아니며, 주관적으로 안전하게 느낀다고 해서 객관적인 안전이 증가하는 것은 아닐 수 있다(WHO, 1998). 따라서 기존의 객관적 측면의 안전 뿐만 아니라 주관적 측면의 안전 개념이 모든 안전증진을 위한 노력에 반영되어야 하며, 이를 위한 다양한 지표, 자료의 수집방법등에 대한 개발이 필요하다.

3. 손상예방의 과학적 접근

1) 손상예방의 필요성

우리나라 인구의 사망원인중 손상으로 인한 사망은 암, 뇌혈관질환 및 심장질환 다음으로 비중이 높다(통계청, 2007). 손상이 미치는 영향에 있어서도 손상으로 인한 사망과 함께, 사망에까지 이르지는 않지만, 손상으로 인한 의료기관 입원, 외래 치료, 이로 인한 후유 장해 및 일상생활에서의 활동 제한 발생 등의 비치명적인 손상결과에 대해서도 관심을 가져야 한다. 손상으로 인해 발생되는 직 · 간접 의료비와 노동력 상실, 손상으로 인한 기회비용 등의 사회 경제적 비용 뿐 만 아니라 이로 인해 결국 세금이나 보험료 등의 형태로 개개인에게 부담되는 상황이 발생하게 된다(조준필, 2000). 이처럼 높은 조기사망률과 후유증, 장애를 초래하여 개인의 삶의 질 저하는 물론 막대한 사회경제적 손실을 유발하는 손상에 대한 예방은 보건의료적 측면뿐만 아니라 사회경제적으로도 매우 중요하다(그림 1-4).

손상은 운전 중에, 집에서, 학교에서, 운동 중에, 여가활동 중 또는 직장 등 우리가 생활하는 인적, 물리적, 사회적 환경 등 제반 환경중 어느 한 가지라도 안전하지 못할 때 발생된다. 그러나 이는 충분

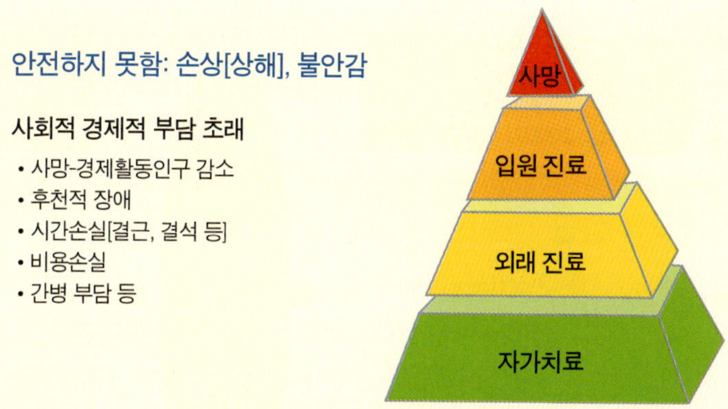

그림 1-4. 손상이 미치는 영향과 손상피라미드

히 예측 가능한 범위 내에서 발생되는 것이며, 정책적인 사전대책이나 관리감독에 의해 예방될 수 있다는 점을 항상 고려해야 한다(Welander et al., 2004).

선진국에서는 이미 1970년대 이후로 사고 및 손상을 감소시키기 위해서 국가 보건정책의 우선순위로 결정하여 체계적인 노력을 하여 왔다. 손상은 나라와 지역마다 발생양상이 다양하다. 예를 들어, 대부분의 선진국에서 가장 많은 손상사망과 영구적 장애 발생의 원인은 차량 탑승자의 교통사고에 의해 발생되는 반면, 저개발국, 개발도상국에서는 보행자, 오토바이 운전자와 대중교통 이용자들에게 이러한 손상들이 발생하고 있다. 따라서 최근에는 지역사회차원의 특성에 근거하여, 구성원들의 자발적인 참여를 유도하는 안전한 지역사회를 만들어 나가는 손상예방 안전증진 활동들이 활발하게 전개되고 있다.

2) 미국 손상예방정책 발전과정

미국의 경우 20세기 초반 공중보건국에서는 모자보건 프로그램과 손상예방 프로그램 결합에 관심을 가지고 가난한 가정의 아동들에게서 환경 문제, 상품 디자인의 결함, 교육의 부재로 인해서 화상과 추락이 많이 일어남을 알게 되었지만, 아동 사고의 대부분이 부모의 무지와 무관심에서 비롯된다고 보았기 때문에 공중보건의 문제라기보다는 개인의 문제로 치부하였다. 또한 1950년대에 미국 공중보건국에서 손상예방에 대해서 관심을 기울인 적이 있었으나 지속적으로 이루어지지는 않았으며, 손상은 개인 행동의 결과로 일어난 것으로 간주되어 손상예방을 위한 교육을 실시하였다. 모든 인구 집단을 대상으로 공중보건학적 노력을 폭 넓게 전개하였으나 고위험 집단을 확인하는 시도는 거의 이루어지지 않았다.

이후 1979년 미국에서 Surgeon General Report(Healthy People: The Surgeon General's Report on Health Promotion and Disease Prevention)에 가족계획과 고혈압 관리부터 스트레스 관리와 금연에 이르는 15개의 중요 분야가 설정되었는데 여기에 손상예방에 관한 내용도 포함되었다. 이것이 미국

손상예방 운동의 주축이 된 것으로 알려져 있다. 1980년대 중반에 미국 질병관리본부(Centers for Disease Control ; CDC)가 손상에 관한 연구와 손상예방의 핵심적인 역할을 수행하기 위한 손상 역학 및 손상 관리 분과를 설치하였으며 관련 연구 지원금을 제공하는 등 손상예방의 과학적 접근이 활발하게 이루어지게 되었다(조준필, 2000).

2) 손상예방의 과학적 접근

우리나라에서도 안전(safety)과 손상(injury)을 국민의 삶의 질 향상과 건강증진을 위해 해결해야 하는 하나의 중요한 건강문제(health problem)로 인식하도록 하는 것이 시급히 요구되며, 각종 손상예방을 위한 장기적이고 포괄적인 프로그램의 개발 · 시행 등의 적극적인 정책수립이 요구된다.

일반적으로 손상예방을 위해서는 다음의 4단계 과학적 접근이 활용되고 있다(그림 1-5).-손상의 현황 파악, 원인과 위험요인의 규명, 예방 프로그램의 개발 및 실행, 프로그램의 평가 및 개선(Christoffel and Gallagher, 2006).

첫째, 손상감시체계(injury surveillance system)를 구축하여 대상 인구집단이 가지고 있는 손상의 문제를 확인한 후 위험요인을 정확히 분석한다(problem & risk factor identification).

둘째, 얻어진 손상자료를 토대로 손상예방의 우선순위를 결정하여 손상예방 및 안전증진 방안을 모색한다(priority setting & intervention evaluation). 우리가 사용할 수 있는 자원은 한정되어 있어, 모든 필요(need)를 충족시켜 줄 수 없기 때문에 가장 먼저 해결해야 할 손상문제가 무엇인지를 결정하는 것은 매우 중요하다(Bradshaw and Schneider, 1997). 이는 대상집단의 목적(goal), 목표(objective), 표적집단(target)을 결정하는 것으로 이전 단계에서의 상황 분석결과와 대상집단에 대한 정책적 목표에 의해 영향을 받는다. 설정된 우선순위 영역에 대하여 목표와 목적을 달성하기 위해서는 필요한 다양한 대안들의 제시와 선택을 통해 가장 적합한 대안을 선택하여야 한다.

셋째, 안전증진 프로그램의 개발과 적용을 위해 지역사회 구성원의 능동적인 참여를 도모한다. 이는 프로그램을 보다 특정하게 세분화하고 예산이 설정된 일과 활동들로 전환하여 수행하고, 이러한 활동들의 실행에 관한 모니터링 (implementation and monitoring)을 하는 단계이다.

넷째, 평가(evaluation)를 통해 프로그램의 수행결과와 효용성을 제시하며, 보완과 지속적 수행, 차후의 상황 분석을 위한 정보로 제공된다 (modification and feedback).

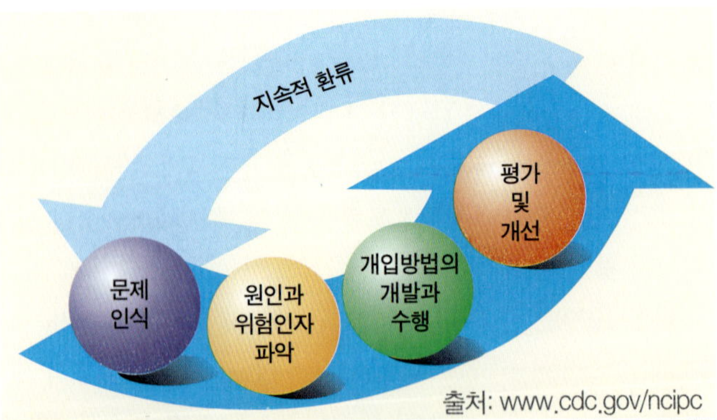

그림 1-5. 손상예방의 과학적 접근

사고나 손상의 원인 분석에 있어 단일 원인은 거의 없으며 일반적으로 여러 원인이 복합적으로 작용한다. 1970년대 초 William Haddon은 손상의 원인분석에 대한 이차원적 접근 방법을 제시하였는데, 이는 손상의 역학적 세 인자인 개체, 매개체, 환경(물리적 환경, 사회적 환경)을 시간적 흐름에 따라 사고 이전 단계(pre-event phase), 사고 단계(event phase), 사고 이후 단계(post-event phase)로 나누어 손상을 분석하는 것이다(Haddon, 1974). 사고 이전 단계에서는 사고로 인하여 손상이 발생될 것인지를 결정하는 모든 결정요소가 포함되며, 사고 단계에서는 사고로 인한 손상의 정도를 결정하는 위험 인자들이 포함되며, 사고 이후 단계에는 이미 받은 손상의 정도를 최소화하기 위한 위험 인자들이 포함된다. 이러한 Haddon의 매트릭스는 손상예방 프로그램을 개발하기 위한 분석도구로 이용되며, 각각의 칸에 포함되어 있는 내용들은 개별적인 손상예방 전략들로 개발되어 활용될 수 있다(표 1-2).

사고의 예방은 손상 예방의 중요한 한 방편임에는 틀림없지만 유일한 방편은 아니며 일단 사고가 나더라도 보호 장구를 착용하였을 경우와 같이 손상을 예방하거나 줄일 수 있는 또 다른 방편이 있으며, 손상 이후 응급의료서비스의 개선을 통해 생명을 구하고 손상의 중증화를 예방하는 것도 역시 손상예방의 중요한 방편임을 알 수 있다. 또한 급성 손상 환자의 치료와 재활 프로그램을 개선할 방법들을 포함하고 있다. 손상예방 및 안전증진의 경우 가장 효율적인 것은 사고 및 손상 발생 이전에 취해지는 적극적 예방 활동들이라 할 수 있다(그림 1-6).

이러한 손상예방프로그램을 개발할 때 반드시 고려해야 할 점은 손상의 역학적 인자인 인적 요소(host), 환경(environment), 매개체(agent) 세 가지 구성 요소간의 상호 작용이 중요하다는 점이며, 프로그램의 전략 개발에 있어 3E 전략-교육적 전략(Education), 환경 및 공학적 개선(Environment and Engineering), 규제강화 전략(Enforcement)-을 효율적으로 활용하는 것이 요구된다. 이러한 접근은 전체적 관점에서 구성원 모두가 책임감을 공유하며, 어느 한 구성 요소에서 문제가 발생하더라도 그

표1-2. Haddon 매트릭스: 예) 교통사고 위험요인 분석

시간	사람(host)	매개체/원인 (agent)	물리적 환경 (physical environment)	사회적 환경 (social environment)
사고전	• 어린이 특성 (충동/판단력 부족) • 알코올 섭취 및 약물중독 • 시력 혹은 청력 약화 • 피로 • 운전중 핸드폰 사용 • 음식 섭취 • 연령, 심리적 상태 • 행동특성	• 타이어 마모 • 정비 불량 • 차량규격제정 • 비잠금제동장치 등	• 도로조건 열악 (급경사/급커브) • 야간 시야확보 어려움 • 도로구분 불법 주정차 • 보행자보호장치	• 과적, 과속 • 법 규제위반 /가벼운 처벌 • 올바른 차량 이용 인지 부족 • 통학버스 운전자 안전 불감증
사고 당시	• 아동 안전시트 미착용 • 오토바이 안전모 미착용	• 차량내 장착 물건, 안전띠, 에어백	• 충격완화용 장애물	• 목격자 도움 부족 (신속한 신고)
사고후	• 건강 상태	• 폭발/화재		• 신속한 응급처치 부족

들의 단점을 보완해 줄 수 있는 다른 요소들로 인해 사고 및 손상 예방이 가능하다는 점에서 강조 되고 있다. 예를 들어 아동의 놀이터 낙상예방을 위해서는 놀이 기구 사용 규칙을 잘 준수하는 아동, 안전한 놀이터 환경 및 감독자 보유, 규격 기준의 안전한 놀이기구 등 세 가지 요소가 모두 갖추어져야만 한다. 즉 아동에게 안전교육만 시키는 프로그램보다는 안전교육과 함께 안전한 놀이터 환경의 개선, 철저한 놀이터 관리 및 감독 등의 전략이 모두 적절히 조화될 때 안전 증진이라는 최대 효과를 기대할 수 있을 것이다(그림 1-7).

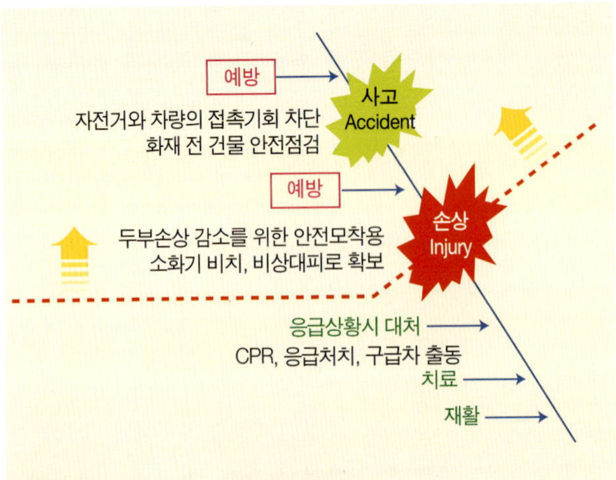

그림 1-6. 손상예방의 개념

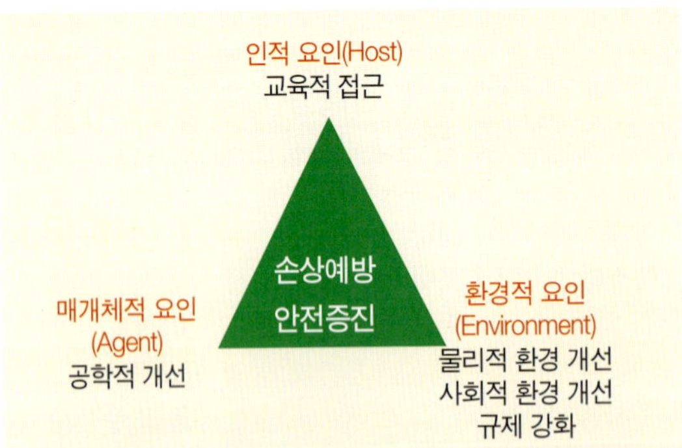

그림 1-7. 손상예방을 위한 시스템적 접근

chapter 02

지역사회 안전증진사업의 개요

Introduction of Community Safety Promotion

1. 지역사회 안전증진

안전증진의 개념이 과거에는 개인적인 측면에 초점을 맞추었다면, 최근에는 기존의 개인중심 손상 예방사업과 더불어 안전에 영향을 미치는 복합적인 요인들을 통제하기 위한 사회적·물리적 환경 개선에 초점을 맞춘 지역사회 및 인구집단 중심의 접근이 효과적인 대안으로 제시되고 있다(Stokols, 1996).

지역사회를 구성하고 있는 개인의 안전은 개인이 생활하고 있는 다양한 환경과의 상호작용에 의해 영향을 받고 있다. 안전증진을 위한 다양한 전략과 프로그램들은 우리가 속해 있는 사회규범과 분리되어서는 생각될 수 없다는 점을 고려해 볼 때 개인의 건강과 안전에 영향을 미치는 환경 즉, 개인, 조직, 지역사회, 인구집단 등 다수준(multi-level)간의 서로 조화되는 노력이 기능할 때 더욱 효과적일 수 있다.

지역사회(community)는 지역 공동체로서 고유한 지리적 특성과 지역사회 나름의 공동 관심사, 구성원의 문화적 인식 등에 따라 특징지어질 수 있기 때문에 안전에 대한 인식도 지역사회마다 각기 다양할 수 있다. 안전한 지역사회를 지향함에 있어 중요한 것은 어떤 새로운 기구나 조직을 만드는 것이 아니라 사고나 손상 예방에 관심을 갖고 있는 기존의 기관·단체 등의 사업 역량, 더 나아가서는 지역사회 구성원들의 역량을 결집하여 주도적인 역할을 수행할 수 있어야 한다는 점이다. 또한 이러한 사업들은 새로운 다른 사업들로 대체되는 것이 아니라, 사고의 손상 양상의 변화 패턴을 지속적으로 추적할 수 있는 새로운 방법을 만들어 내고, 인식, 행위, 환경에서 필수적인 변화를 도모하기 위해 구성원들의 힘을 활용하여 전통적인 하향식 접근방법으로는 해결할 수 없었던 문제를 다루는 것 등의 사업들로 보완되어야 할 것이다.

지역사회 안전증진은 안전한 상태를 지속시키고 발전시키기 위해 지역사회 차원에서 구성원 즉, 개인, 지역사회, 정부 및 기업, 비정부조직 등에 의해 지역적, 국가적, 국제적 수준에 적용 되는 다수준 및 다차원적인 과정으로 설명되기도 한다(WHO, 1989). 즉 다양한 생활터(setting) 별로 공동의 실현 가능한 목표를 설정하고, 지속적이며 과학적으로 접근하며, 구성원들의 능동적·적극적인 참여를 토대로 하는 다양한 손상예방 안전증진 프로그램을 시행해 나갈 때, 지역사회의 안전은 확보될 수 있을 것이다.

2. 국제 안전도시

1) 안전도시의 개념

1989년 스웨덴 스톡홀름에서 개최된 제1회 세계 사고와 손상예방 학술대회 (World conference on Accident and Injury Prevention)에서 지역사회 차원에서 이루어지는 안전증진사업을 Safe Community 라 명명하였다(WHO, 1989). 우리나라에서는 1990년대말 저자가 지역사회 안전증진의 개념적 틀을 도입하는 과정에서 "Safe Community"라는 용어를 "안전도시"로 번역하여 사용하면서 널리 알려졌다. 번역 과정에서 "도시"라는 단어가 내포하고 있는 사전적 의미로 인해 "community"의 포괄적인 개념을 적절하게 번역한 것인지에 대한 이견이 있을 수 있으나, 그 본질적 의미는 Community와 동일하기 때문에 개념 도입 초기부터 사용해온 "안전 도시"라는 용어를 그대로 사용하고자 한다.

실제 세계 각국의 안전도시 사업 현황을 살펴보면, 지역사회 인구 규모가 5,000명 미만인 곳도 있지만, 200만명이 넘은 인구 규모를 보이고 있는 지역도 안전도시사업을 성공적으로 수행하고 있다. 따라서 안전도시는 모든 연령, 모든 환경을 포괄하는 안전증진, 손상예방, 폭력예방, 자살예방, 자연재해 예방 등의 사업을 수행하는 지역사회(자치단체, 군, 시, 또는 구 등)로 규정될 수 있다(A "Safe Community" can be a: Municipality; a County; a City or a District of a City working with safety promotion, Injury-, Violence- , Suicide- and Natural Disaster prevention, covering all age groups, gender and areas and is a part of an international network of accredited programmes). 안전도시는 그 지역사회가 이미 사고나 손상으로부터 완전히 안전하다는 것을 의미하는 것이 아니며, 지역 사회 구성원들이 사고로 인한 손상을 줄이고 안전을 증진시키기 위해 지속적이고 능동적으로 노력하는 도시를 의미한다(WHO, 1989).

국제 안전도시사업은 제1회 세계 사고와 손상예방 학술대회에서 채택된 "모든 사람은 건강하고 안전한 삶을 누릴 동등한 권리를 가진다(All human beings have an equal right to health and safety)"는 선언에 기초하고 있으며, 주요 이론적 틀은 지역사회의 참여를 위한 역량을 강화하는데 있다. 스웨덴 스톡홀름 카롤린스카 연구소의 사회의학부가 세계보건기구지역사회 안전증진 협력센터(WHO Collaborating Center on Community Safety Promotion)로 지정받아 활동하면서 공식적으로 시작되었다고 할 수 있다. 현재까지 WHO 지역사회 안전증진 협력센터는 국제 안전도시 네트워크 활동을 통해, 손상은 예방될 수 있으며, 안전은 아주 기초적인 수준으로도 증진될 수 있다는 개념을 널리 알리는 역할을 수행해 왔다.

국제 안전도시사업은 지역사회를 기반으로 하는 상향식 접근 방법(bottom-up)을 기본 개념으로 하고 있으므로, 보다 안전한 지역사회를 만들기 위해 지역사회 주민 모두의 참여가 필요하다. 이와 함께 하향식 접근방법(Top-down)을 동시에 적용하여 손상의 특성별 안전증진 프로그램을 개발, 수행하여 가정, 학교, 지역사회 등 모든 생활 환경에서의 안전 증진을 도모하고, 시민들의 안전 의식 고취, 안전 생활의 실천, 안전 문화의 형성을 통한 삶의 질 향상이라는 궁극적인 목표 달성의 효과를 기대한다.

2) 안전도시의 기본 원칙

1989년 제1회 세계 사고와 손상예방 학술대회에서는 안전에 대해 모두를 위한 보편적 중요성과 책임감이라 규정하고, 형평성, 지역의 참여, 국가 및 국제적 참여를 안전도시의 기본 원칙으로 제시하고 있다(WHO, 1989).

(1) 형평성(Equity)

"모든 사람은 건강하고 안전한 삶을 누릴 동등한 권리를 갖는다"는 선언은 세계보건기구의 「Health for All」전략과 세계보건기구 사고예방 손상관리 프로그램(WHO Global program on Accident Prevention and Injury Control)의 기본적 전제이기도 하다. 이러한 사회 정책적 개념은 손상 위험요인을 감소시키고, 사회경제적 계층간 사고와 손상발생률의 차이를 감소시킴으로써 달성될 수 있다. 정부 차원의 정치인들과 의사결정자들은 모든 사람이 안전한 사회에서 살고 일할 수 있는 동등한 기회가 주어지도록 노력해야 한다.

(2) 지역의 참여(Community Participation)

선진국에서는 지역사회 특성에 맞는 손상예방 및 안전증진 활동들이 활발히 전개되고 있다. 손상예방 및 관리를 위한 연구와 시범사업은 반드시 지역 단위에 적합한 프로그램들을 포함해야 하며, 이를 통해 어떻게 안전을 확보할 수 있었는지를 보여줄 수 있어야 한다.

(3) 국가 및 국제적 참여(National and International Participation)

각 정부는 국가 정책의 일환으로 안전한 지역사회를 만들고 유지하기 위한 정책 및 행동계획을 수립해야 한다. 모든 행정 책임자들은 이를 달성하기 위해 국가 안전 목표와 계획을 개발해야 하며, 개발된 계획의 성공적인 목표달성 여부는 다양한 분야와의 협력과 참여에 달려있다. 또한 국제적으로도 각국은 안전도시의 발전을 위해 안진도시의 경험에 대한 정보 공유등을 통해 서로 협력해야 한다.

3) 안전도시사업 행동 권고안

1989년 스톡홀름 회의에서는 안전도시사업 추진시 취해야 할 행동들을 다음의 4가지로 제시하였다.

(1) 안전을 위한 공공 정책 수립 (formulate public policy for safety)

정부는 안전증진과 국민 건강 개선을 위해 더 많은 인적, 물적 자원을 투자할 필요가 있다. 높은 손상발생율과 장애율은 어린이, 노인, 장애자와 여성 등의 소외계층과 취약계층에서 나타난다. 따라서 계층간 손상율 격차를 줄이기 위해서 정부는 취약계층 및 소외계층의 손상예방에 높은 우선순위를 부여하는 정책을 수립, 추진해야 한다. 또한 손상 발생률에 영향을 주는 술과 약물 남용에 관한 공공 정책도 세워져야 한다. 또한 비정부단체, 민간기업, 지역사회 유관기관, 전문가 단체 등도 안전증진 정책을 채택해야 하고 정부의 정책 수립을 돕고 협력해야 하며, 지역사회 구성원 모두가 건강과 안전을 증진시키는데 참여할 수 있는 기회를 갖도록 해야 한다.

(2) 지지적 환경의 조성 (create supportive environment)

지역, 국가, 국제적 단체들은 손상예방 안전증진을 위한 연구자, 교육 관련자, 프로그램 관리자들의 네트워크를 조성하고 강화해야 한다. 네트워크 구성원들이 공공 안전 정책을 분석하고 수행하며, 지역, 국가, 국제적 차원에서 경험을 공유하여야 한다.

(3) 지역 활동 강화 (strengthen community action)

이미 여러 국가에서 지역사회에 기반한 손상예방 프로그램들을 통해 손상을 성공적으로 감소하여 왔다. 이러한 프로그램들은 시민, 지역단체, 정부 기관들이 서로 협조적으로 관여해야만 가능할 수 있다. 통합된 지역 프로그램은 새로운 큰 재정 지원이 없이도 손상을 감소시킬 수 있으며, 사고, 손상, 안전 및 성공적 예방대책에 대한 시민들의 지식이 증대되고 지역사회의 노력이 집중 된다면, 훌륭한 지역사회 손상예방 안전증진 프로그램을 설계하고 실행할 수 있을 것이다. 이러한 지역사회의 노력은 다른 차원에서 정부의 기술적 지원, 훈련, 재정적 지원과 평가로 뒷받침되어야 하며, 해당 지역사회의 요구에 맞게 지역 자원을 활용하면서 지역사회 구성원들이 만들어 나갈 수 있어야 한다.

(4) 공공서비스 확대 (broaden public services)

안전도시는 건강과 안전 분야만 아니라 산업, 교육, 주택, 스포츠와 여가 등을 포함한 많은 다른 분야들이 관련된다. 사회적, 물리적, 경제적, 환경적 여러 생활터별(setting)로 나타나는 시민의 건강과 안전을 위협하는 요인들을 줄여나가기 위해 공공서비스를 확대해 가는 것은 필요불가결하며, 그 과정에서 관련 부문간 협력과 참여는 성공적인 목표 달성을 위해 필수적이다. 특히 보건 및 안전 전문가들은 손상의 유형(패턴), 원인, 위험 환경에 대한 정보를 수집하고 홍보하는 중요한 역할을 담당해야 하는데 이러한 정보는 지역사회내 활동 그룹에게 각자의 사업에 집중할 수 있는 충분한 근거자료로 제공되어져야 한다.

3. 국제 안전도시 공인기준 및 절차

1) 국제 안전도시 공인 기준

지난 30년 이상의 국제적 안전도시 사업 수행 경험을 토대로 제 · 개정된 안전도시 공인 기준은 다음 〈표 2-1〉과 같다.

표 2-1. 국제 안전도시 공인기준

국제 안전도시 공인 기준 (Indicators for International Designation to be a Safe Community)
1. 지역공동체에서 안전증진에 책임이 있는 각계 각층으로부터 상호 협력하는 기반이 마련되어야 한다. (An infrastructure based on partnership and collaborations, governed by a cross- sectional group that is responsible for safety promotion in their community)
2. 남성과 여성, 모든 연령, 모든 환경, 모든 상황에 대한 장기적이고 지속적인 프로그램이 있어야 한다. (Long-term, sustainable programs covering both genders and all ages, environments and situations)
3. 고위험 연령과 고위험 환경 및 고위험 계층의 안전을 증진시킴을 목적으로 하는 프로그램이 있어야 한다. (Programs that target high-risk groups and environments, and programs that promote safety for vulnerable groups)
4. 손상의 빈도나 원인을 규명할 수 있는 프로그램이 있어야 한다. (Programs that document the frequency and causes of injuries)
5. 손상예방 및 안전증진을 위한 프로그램의 효과를 평가할 수 있어야 한다. (Evaluation measures to assess their programs, processes and the effects of change)
6. 국내외적으로 안전도시 네트워크에 지속적으로 참여할 수 있어야 한다. (Ongoing participation in national and international Safe Community Networks)

2) 국제 안전도시 공인 절차

국제 안전도시네트워크 회원이 되기 위해서는 공인신청 이전에 손상예방 및 안전증진사업을 수행한 경험을 충분히 가지고 있어야 하며, 사업에 대한 지속가능성과 협력에 대한 근거를 제시하여야만 한다. 2007년과 2008년 두 해에 걸쳐 기존 국제 안전도시 공인과정에 대한 검토가 이루어졌으며, 2009년 1월부터 새롭게 적용되는 공인절차는 다음과 같다〈그림 2-1〉.

(1) 사업 착수와 지원센터와의 업무협약

안전도시사업을 추진하고자 하는 자치단체에서는 먼저 지역사회의 손상 현황 및 가용자원에 대한 분석결과를 토대로 하는 중장기 안전도시사업계획을 수립하여 수행한다. 사업을 지속적으로 추진하면서, 국제 안전도시 지원센터와 사업지원을 위한 업무협약을 체결한다. 국제 안전도시 지원센터(한국: 아주대학교 지역사회 안전증진연구소)는 자치단체의 안전도시 사업수행 및 관련 전문사항에 대한 자문을 제공하며, 자치단체에는 업무협약에 따른 분담금을 부과할 수 있다. 업무협약을 통해 지원되는 구체적인 사항으로는 국제 안전도시 공인기준별 세부 충족 항목들에 대한 안내, 자치단체 안전도시사업 연차보고서에 대한 검토 및 평가를 통한 사업 수행에 대한 자문, 국제 안전도시 네트워트 활동지원을 통한 전문 정보 제공, 국내 안전도시사업 역량 강화를 위한 교육 지원 등이 있다.

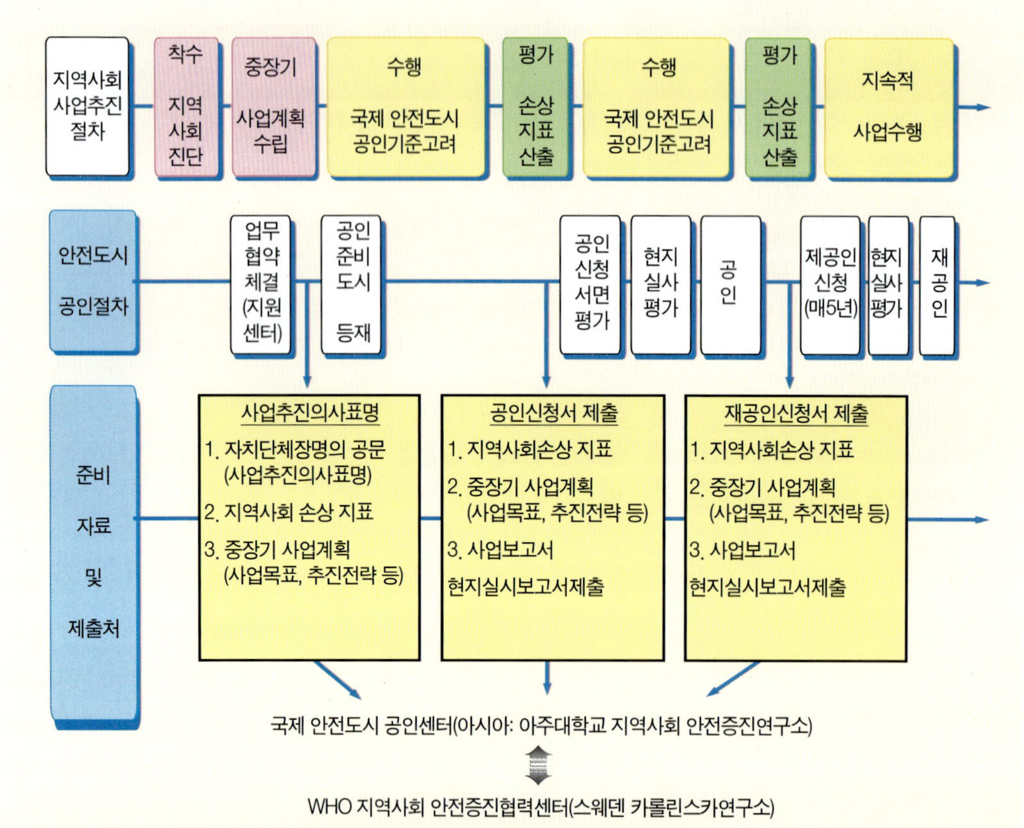

그림 2-1. 국제 안전도시 공인절차

(2) 국제 안전도시 네트워크 공인준비도시 등재

자치단체에서는 자치단체장의 사업추진의사를 표명한 공문과 함께 지역사회 손상지표가 포함된 중장기 안전도시 사업 계획(안전도시 공인기준 근거)을 수립하여 국제 안전도시 공인센터(아시아 : 아주대학교 지역사회 안전증진연구소)로 제출하면 국제 안전도시네트워크 공인 준비도시로 등재된다.

(3) 국제 안전도시 공인신청

자치단체에서는 공인신청 전 최소한 12개월 이상의 기간동안 안전도시 공인기준을 반영한 사업 수행 경험이 있어야 공인을 신청할 수 있다. 공인신청서에는 자치단체의 일반정보, 국제 안전도시 공인기준 각각에 해당되는 자치단체내 수행 활동, 지역사회내 구성원으로부터의 협력지원에 대한 정보 등이 포함되어야 하며, 국문과 영문으로 작성하여 제출한다. 공인신청서 제출과 함께 자치단체에서는 공인과정에 소요되는 행정비용을 지불해야 하며, 비용은 공인센터에 의해 정해진다.

(4) 공인 신청서 서면평가

공인 신청서의 서면평가는 최소 3인의 공인된 심사자가 peer review의 형태로 수행하며, 서면평가에는 약 6주의 기간이 소요된다. 국제 안전도시 공인센터의 서면평가 보고서를 통해 현지 실사의 진행 혹은 제출된 공인신청서의 보완에 대한 의견이 전달되며, 공인신청서 보완을 위해 약 6주의 기간이 추가로 제공된다. 공인신청서에 대한 서면평가 통과후 현지실사 일정이 정해지게 된다.

(5) 현지 실사 (site visit)

현지 실사단은 2일 정도의 기간 동안 안전도시로 공인받기 위한 자치단체의 준비 정도에 대해 실사한다. 현지방문 실사평가에 소요되는 모든 비용은 자치단체에서 부담한다. 현지 실사 후 자치단체장과의 회의에서 국제 안전도시 네트워크로의 공인 또는 수정 보완 후 가입에 대한 의견이 제시된다. 수정 보완의 경우 약 6주 정도의 시간이 주어진다. 현지실사 결과 공인여부가 결정되면, 세계보건기구 지역사회 안전증진협력센터에 공지한다.

(6) 공인식 (designation ceremony)

일반적으로 공인식은 현지실사 후 6개월내에 수행되며, 현지실사 결과, 공인에 대한 긍정적 의견을 통보받은 후 국제 안전도시 공인센터와 공인날짜에 대해 논의한다. 공인식과 관련된 제반비용은 해당 자치단체에서 부담하여야 한다. 국제 안전도시 로고는 공인 이후부터만 사용할 수 있으며, 공인 이전의 경우에는 국제 안전도시 공인센터 혹은 지원센터와의 연계를 통해서만 사용가능하다.

(7) 지속적 활동 및 모니터링

국제 안전도시네트워크의 활동 회원 상태를 유지하기 위해서, 국제 안전도시 공인센터에 국문으로 작성된 연차보고서를 제출해야 하며, 영문 웹사이트 정보에 대한 주기적 수정이 요구된다. 연차보고서 제출기한 경과 2개월 후 경고가 주어지고, 6개월 후 자치단체장에게 안전도시네트워크에서 활동 회원 상태를 유지하는 것에 대한 권유 문서가 보내진다. 이후 12개월 동안 아무런 대응이 없는 자치단체에 대해서는 세계보건기구 지역사회 안전증진협력센터에 의해 비활동 회원으로 간주된다. 만약 자치단체에서 이러한 요구들을 충족하지 못하여 비활동 회원 상태였지만, 공인 안전도시의 지위를 다시 유지하기를 희망한다면 국제 안전도시로의 재신청(reapply)을 해야만 한다.

(8) 재공인 (re-designation)

재공인은 매 5년마다 수행되어지는데 이는 새로운 공인도시로서의 회원자격에 대한 심사가 아니라, 지난 5년간의 활동에 대한 평가로 국제 안전도시사업에 대한 질(quality) 관리 과정이다. 평가는 재공인신청서에 대한 서면 심사와 현지 실사로 수행되며, 평가 후 2달 이내 자치단체에 평가의견을 제시한다. 이후 절차는 최초 공인신청시와 동일하다.

4. 국제 안전도시사업의 현황

1) 국제 안전도시 공인 현황

1989년 스웨덴의 린쵸핑(Linköping)이 세계 최초의 안전도시로 공인된 이래, 2008년 6월 30일 현재 21개국 141개 도시가 안전도시로서 공인받았다(그림 2-2). 현재 안전도시 공인을 준비 중인 도시는 20개 국가의 120여개 도시에 이르고 있다.

우리나라에서는 1999년 사업에 착수한 경기도 수원시가 2002년 2월 세계 63번째 안전도시로 공인을 받았고, 2007년 재공인을 받았다. 제주특별자치도는 2004년 사업에 착수하여 2007년 7월 세계 117번째 안전도시로 공인을 받았으며, 서울특별시 송파구는 2005년 사업에 착수하여 2008년 6월 세계 141번째 안전도시로 공인받았다. 2008년 하반기에는 강원도 원주시가 국제 안전도시 공인을 위한 현지실사 일정이 계획되어 있으며, 2008년 충남 천안시가 안전도시 공인준비도시로 등재되었다. 이외 경상남도 남해군, 충남 계룡시, 경기도 화성시 등 많은 자치단체에서 국제 안전도시사업을 추진하고 있으며, 최근 세계 각국에서 손상예방과 안전증진이 국가 정책의 우선순위로 자리매김하게 되면서, 안전도시 사업을 추진하는 도시가 증가하고 있는 추세이다.

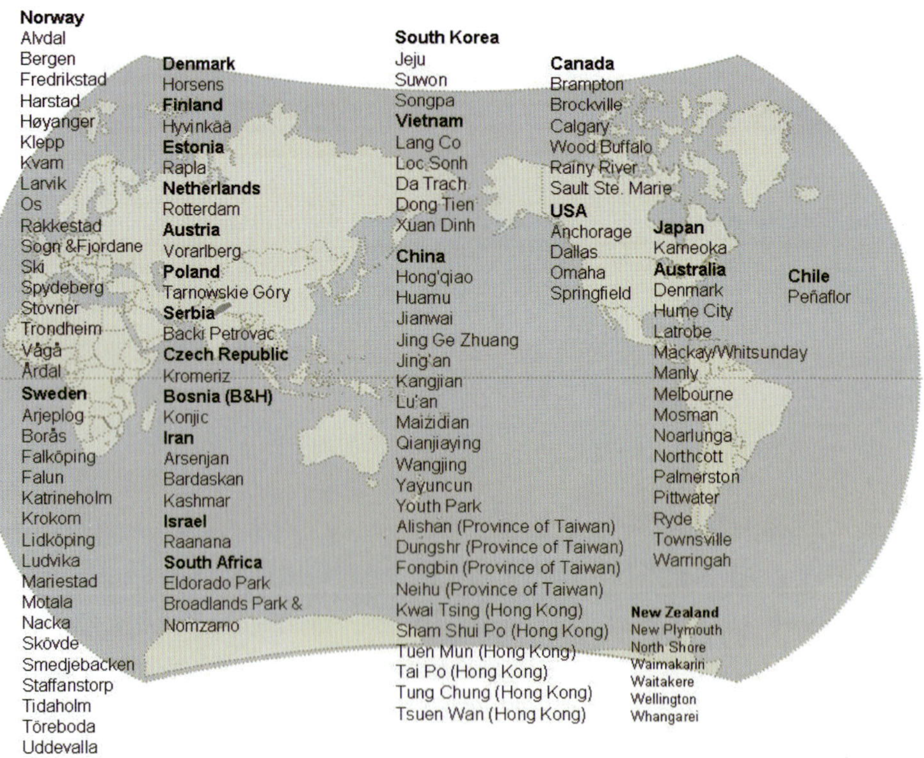

그림 2-2. 국제 안전도시 네트워크

2) 국제 안전도시사업의 공인 · 지원기관

국제 안전도시사업의 공인 주관기관은 스웨덴 스톡홀름에 위치한 카롤린스카 연구소내 세계보건기구 지역사회 안전증진협력센터(WHO Collaborating Center on Community Safety Promotion)이다. 최근 급증하고 있는 국제 안전도시사업 수행 자치단체에 대한 충분한 지원과 효율적인 공인과정의 수행을 위해 국제 안전도시지원센터(Affiliate Safe Community Support Center)와 국제 안전도시공인센터(Certifying Center for Safe Community) 네트워크를 구축하여 운영하고 있다.

국제 안전도시 지원센터에서는 자치단체가 안전도시로 공인받기 위해 달성해야 하는 모든 공인 과정과 충족 요건에 대해 충분히 이해할 수 있도록 지원한다. 국제 안전도시 공인센터에서는 자치단체의 공인과정 전반에 대한 추진 즉, 제출한 공인신청서에 대한 서면 평가, 현지실사 일정 기획 및 수행, 공인 여부의 판단 및 공인식 주관, 지속적 활동 및 모니터링의 수행, 연차보고서 평가 등의 역할을 담당한다. 2008년 6월 현재 9개국 11개의 국제 안전도시지원센터와 7개국 7개의 국제 안전도시공인센터가 활동중에 있으며, 한국에서는 아주대학교 의과대학 지역사회 안전증진연구소(Center for Injury Prevention and Community Safety Promotion)가 2004년 11월 국제 안전도시지원센터, 2006년 11월 국제 안전도시 공인센터로 지정되어 활동하고 있다(그림 2-3).

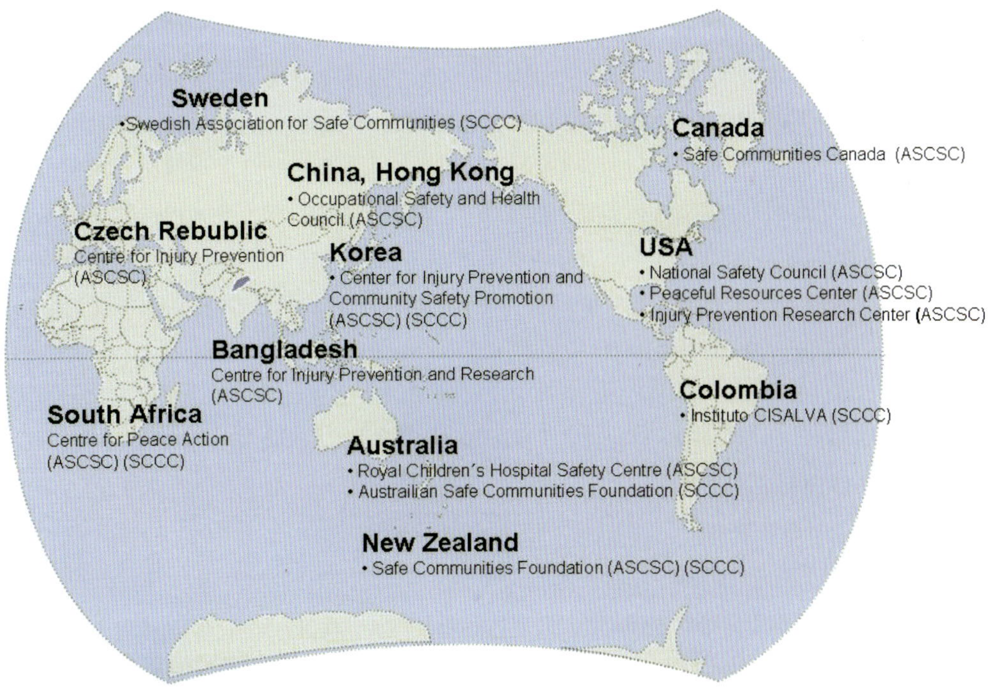

ASCSC: The Affiliate Safe Community Support Centres
SCCC : The Safe Community Certifying Centres

그림 2-3. 국제 안전도시지원센터 및 국제 안전도시공인센터 현황(2008년 6월 현재)

5. 국제 안전도시사업의 성공 요인

세계 각국의 안전도시사업에 대한 선행 연구 및 사업 평가 결과를 통해 다음과 같은 요인들이 국제 안전도시사업의 주요 성공요인으로 제시되고 있다(Welander et al., 2004; 아주대학교, 2005a)

1) 지역사회 구성원의 관심과 참여

현재 지역사회 구성원들은 손상 문제의 중요성에 대해서는 어느 정도 인지하고 있으나, 아직까지 안전도시 사업에 대한 이해는 부족한 편이다. 지역사회 안전증진사업을 지속적으로 수행하기 위한 지원적 환경 조성에 반드시 필요한 것이 지역사회 구성원들의 적극적인 참여이므로 손상으로 인한 부상, 사망, 사회경제적 손실 등의 손상이 미치는 건강에 대한 부정적 영향에 대해 정확하게 알리고, 손상예방과 안전증진 사업이 지역사회 구성원 모두에게 필요하다는 것을 인지시켜, 능동적으로 사업에 참여할 수 있도록 독려해야 할 것이다. 또한 국제 안전도시 사업에 대한 의사결정 및 수행에 있어 관련 기관장 및 공무원의 관심, 사업의 필요성과 지속적 사업에 대한 의지는 사업 수행에 매우 큰 영향을 미칠 수 있으므로, 자치단체 공무원과 시범사업 수행 담당자, 시민들을 대상으로 하는 국제 안전도시 개념에 대한 교육과 홍보사업이 우선적으로 기획되어야 할 것이다. 특히 지역사회의 지도자적 위치(opinion leader)에 있는 사람들을 적극적으로 활용하여 지역사회 안전증진사업의 필요성에 대한 충분한 공감대를 형성하고, 참여도 제고를 유도하여야 한다.

사업의 효과를 지속시키는데 있어서 지역사회 인구집단을 대상으로 하는 프로그램들은 대상 인구집단이 해당 프로그램에 노출되더라도 안전증진이라는 효과를 산출하기에는 어려움이 많기 때문에, 지속적인 행위변화를 도모하기 위해 대상인구 집단의 적극적 참여를 독려하여야 한다. 또한 특별한 프로그램 요소의 문제가 아니더라도 개인의 행위 변화 프로그램에의 낮은 참여는 지역사회 전체의 참여에 제한점으로 작용하게 된다. 현재 대부분의 지역사회 사업은 주민의 진정한 의미로서의 참여보다는 행정 위주의 사업선정과 사업 제공자 중심의 프로그램 수행으로 단순 수동적 참여가 많은 편이다. 따라서 보다 효율적인 프로그램의 목표를 달성하기 위해서는 과거 수행자 중심 프로그램(practitioner driven program)에서 대상자 중심 프로그램(consumer based program)으로의 전환을 통해 사업 대상자인 지역사회 구성원 스스로의 자발적인 참여를 유발하여 프로그램의 주체로서 활동할 수 있도록 해야 할 것이며, 이를 위해 프로그램 기획 단계부터 대상자의 필요도를 진단하고 지역사회의 여건이나 환경 등을 정확하게 조사하여 더욱 현실적이고 지역사회 구성원의 요구를 제대로 반영할 수 있도록 고려해야 한다.

이를 위해 최근 지역사회보건사업 수행에 있어 사업접근 전략으로 많이 활용되고 있는 기법인 사회마케팅을 적극적으로 활용할 필요가 있다. 대상자의 세분화, 표적집단의 설정, 메시지 내용과 전달방법의 개선 등으로 구성되는데 선택화 및 집중화라는 접근 전략을 활용하여 다양한 계층을 대상으로 하는 효과적인 사업 수행이 가능할 수 있다.

2) 지역사회 상호 협력기반 구축

안전증진사업을 통해 예방하고자 하는 손상은 각각의 손상발생기전 어느 한가지도 한 부문만의 업무에 의해 관리되거나 예방될 수 없는 특성을 가지고 있다는 점을 고려해 보면, 각기 연계되어 있는 부문간 상호 협력기반의 구축은 사업목적 달성을 위한 필수적인 요소로 고려되고 있다(그림 2-4). 특히 이해 당사자들을 대상으로 하는 손상예방 및 안전증진 사업의 필요성에 대한 설득을 통한 지역사회 구성원의 역량 강화 과정은 사업진행 과정에 반드시 포함되어야 한다.

현재 지역사회 안전증진 사업 수행시 가장 큰 장애요인으로 제시되고 있는 것은 관련기관 및 업무분담에 대한 협조 체계의 미비이다. 사업에 참여하는 각 개인과 조직, 기관들은 사업진행에 대해 각각 고유한 입장을 가지고 있으며, 사업수행 참여시 실제적인 책임 영역과 역할 분담 정도, 결과로 인한 파생 효과 등도 모두 다른 위치에 놓여 있다고 할 수 있다. 그러므로 사업기획 단계에서부터 수행 및 평가단계에 이르기까지 개인과 조직, 기관의 자발적인 의견일치를 유도하는 것이 현실적으로 어려운 경우가 많이 발생하게 되므로, 사업 참여 당사자들 간의 효율적인 협력체계를 구축하는 일이 반드시 필요하다고 할 수 있다.

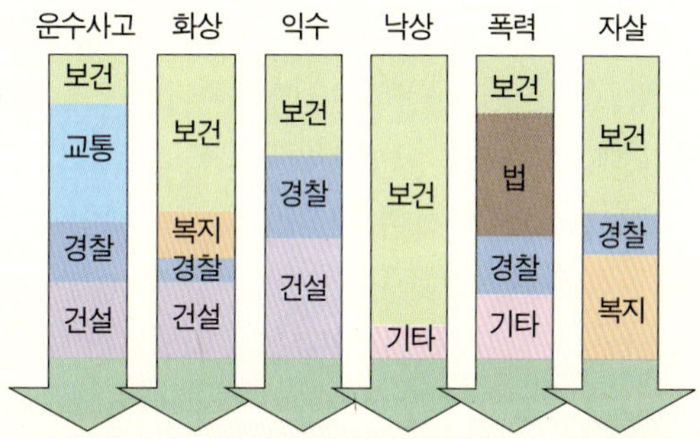

그림 2-4. 손상발생기전별 각 부문간 연계

이에 대한 해결방안으로서 사업에 참여하는 개인과 조직, 기관들을 사업의 책임 영역과 역할분담 계획을 수립하는 사업기획 단계에서부터 참여시켜, 사업 계획 수립에 있어서 자신들의 의견을 충분히 반영할 수 있도록 배려하여야 하며, 사업 수행 중에 발생하는 여러 가지 문제들을 계속적으로 수합, 분석하여 적절한 개선이 이루어질 수 있도록 조정하는 관리 시스템의 구축도 이루어져야 할 것이다. 자치단체의 네트워크가 형식적 운영이 아니라, 현실적이고 또 유기적으로 기능할 수 있는 실제적인 네트워크 운영방안을 모색하고 이에 대한 지속적인 관리를 수행해야 할 것이다(그림 2-5).

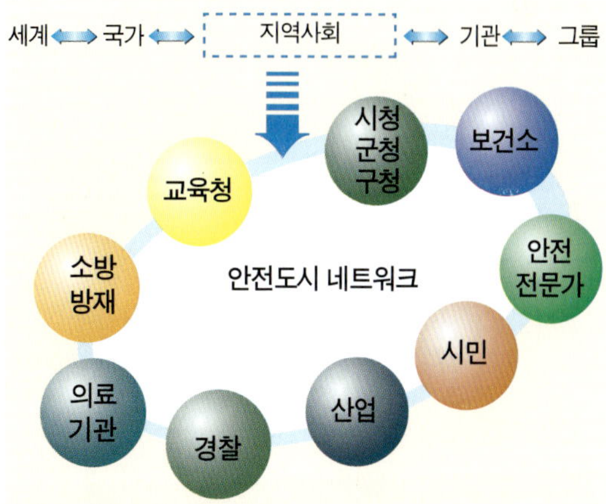

그림 2-5. 안전도시 네트워크의 기본 개념

3) 지역사회의 특성을 반영한 효과적인 프로그램 개발

지역사회 각각의 사회 · 경제 · 문화적 지역 특성이 다르기 때문에 손상 및 안전의 위험 요인 또한 다양할 수 있다. 따라서 해당 지역의 제반 특성을 고려하고, 손상 현황에 근거한 사업의 선택, 사업의 수정 · 보완이 반드시 요구되며, 국내외 선행 사례나 연구에 대한 충분한 문헌 고찰을 통해 개발되어야 한다. 표준화된 기 개발된 손상예방 안전증진 프로그램을 채택하더라도 인구 구성, 지역 경제, 산업, 자연 환경 등에 따라 지역마다 요구도가 다르기 때문에 이를 적용하는데 유연성을 향상시켜야 한다. 개발된 프로그램은 실현 가능하고 비용 · 효과적이어야 하며 프로그램의 목표와 표적 집단, 수행활동 등이 명확히 설정되어 있어야 한다. 접근전략에 있어서도 교육, 환경개선과 공학적 기술개선, 법적 규제 등이 다양하게 조합되어야 하며 기획 초기단계부터 사업수행에 따른 평가를 어떻게 할 것인지가 충분히 고려되어야 한다.

손상예방 및 안전증진을 위한 구체적 접근으로는 개인의 안전행태에 대한 자발적인 변화를 유도하기 위한 교육적 개입이나 지원과 함께 다양한 차원에서의 사회적, 경제적, 조직적, 정책적 접근 등의 환경적 접근을 시도하며, 필요에 따라 강제성을 띠는 법적 · 규제적 접근을 포함하는 복합적 중재방안이 효율적이다. 또한 손상예방을 위한 효과적인 중재방안의 개발에 있어 적어도 두가지 이상의 다른 전략을 포함하여야 하며, 환경(setting)의 다양성에 있어 다차원적인 수준에서의 목표를 설정하는 것이 바람직하다(그림 2-6).

개인적 수준이란 안전증진사업의 직접적인 사업목표인 대상인구집단을 의미하고, 조직 및 기관이란 가족, 직장동료, 친구 등 목표대상 인구집단과의 유대관계가 있는 집단 또는 각 조직기관의 의사결정자들을 의미한다. 지역사회 및 자치단체 수준에서는 지역사회기관의 장, 입법가, 행정가 등의 의사결정자들을 대상으로 한다. 개인의 위험행태를 개선하는 것은 주로 교육적 접근을 통해 안전에 대한 믿음이나 태도변화등의 요인을 변화시키기 위한 접근으로 이는 고위험 집단에 적합하다. 이러한 개인적인 행위변화 전략은 지역사회 단위나 정부 차원의 프로그램에 의해 지원받고 보강되어질 수 있다. 그러므로 조직이나 지역사회수준에서 수행되는 사업은 개인을 둘러싸고 있는 가족 및 학교와 같은 환경속에서의 상호작용에 더 많은 영향을 받는다는 점에 중점을 두어 개인의 변화가능 요인을 강화시킬 수 있어야 한다. 지역사회의 참여와 주인의식의 개념 또한 예방활동을 위한 지역사회의 지지와 역량을 강화시키기 위해 필수적으로 고려되어야 하는데 지역사회의 리더, 사회 연계(network), 대중매체 캠페인, 직접적인 교육에 이르기까지 통합적이며 포괄적일 수 있다. 정부수준에서는 안전증진사업을 촉진하거나 지원하고, 안전에 위해한 행위와 안전증진사업의 기획과 집행에 장애가 되는 요소를 규제할 수 있는 법률의 제 · 개정 등을 수행하는 등 효율적인 안전증진사업의 지원수단이 될 수 있다. 강제보다는 자발적인 것, 그리고 규제보다는 공감과 설득이 더 바람직한 수단일 수 있으나 불가피한 경우 강제나 규제가 사업을 촉진하고 지원하는데 더 효과적일 수 있다. 안전과 관련된 보건의료관계의 법률뿐 아니라 교육, 사회복지, 건축, 환경 또는 노동 관계의 법률에 의해서도 안전증진사업을 지원할 수 있다.

결과적으로 개인수준에서는 개인의 손상위험요인 및 행태의 개선을 목표로 하며, 조직 및 기관수준에서는 안전증진을 위한 프로그램, 시설, 자원 및 정책을 형성한다. 지역사회수준에서는 구성원의

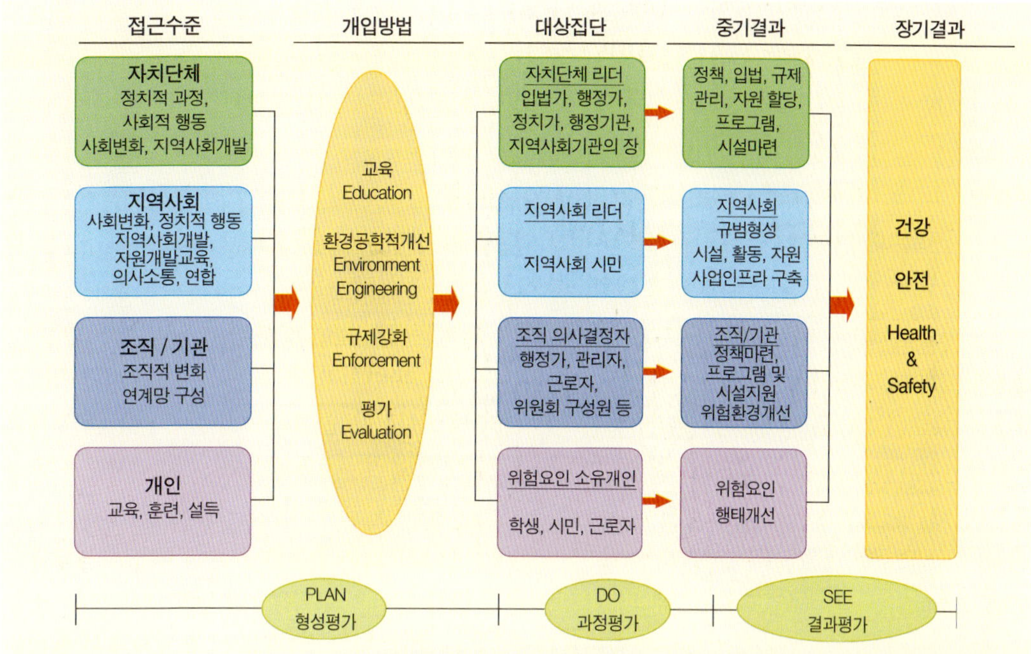

그림2-6. 지역사회 안전증진사업을 위한 다수준적 접근

안전증진에 대한 중요성을 인지하고 이에 대한 규범적 합의를 도출하며, 협력적 조직, 시설, 자원, 활동을 개발하고 수행한다. 자치단체수준에서는 사업수행의 근거가 되는 입법, 정책 등을 개발하고 자치단체수준에서 수행할 수 있는 사업 및 지원시설 등을 개발해야 한다(아주대학교, 2005a).

4) 장기간의 프로그램 수행기간

단기 프로그램 수행은 지역사회사업의 특성상 사업수행 범위와 집중성의 제한으로 인해 지역사회 전반에 대한 프로그램의 효과를 기대하는 것이 어려우며, 건강 수준의 변화 측면에 있어서 개인의 지식이나 행태를 쉽게 변화시킬 수는 없기 때문에 안전한 행동으로의 변화를 초래하기 위해서는 장기적 사업수행이 필수적이고, 이에 따라 과정(process)에 대한 관리가 무엇보다 중요하다. 지속적인 사업수행을 통해 사업시행 초기에는 손상예방 및 안전에 대한 자치단체 주민의 인식과 사업 참여도 제고라는 긍정적인 결과를 기대할 수 있을 것이며, 사업이 진행되면서 단기사업의 효과(세부 프로그램별 목표 달성)와 함께 장기적으로 위험 행동의 변화를 기대할 수 있게 되고, 궁극적으로는 건강수준의 변화 즉, 손상발생률 및 손상으로 인한 사망률의 감소를 기대할 수 있다(그림 2-7).

장기적으로 지속적인 사업수행을 위한 목표를 설정하고, 자치단체 안전도시사업 수행 기반을 구축해야 하며 안전증진사업의 선택과 집중화라는 관점에서 사업을 선정하여야 한다. 단기적으로는 안전증진에 대한 사회적 동의의 목적을 설정하고, 사업수행을 위한 지역사회 유관기관 및 자원들을 조직한다. 사업수행에 필요한 인적, 물적자원에 대한 지원방안을 마련하며, 장기적으로 안전한 개인행태 및

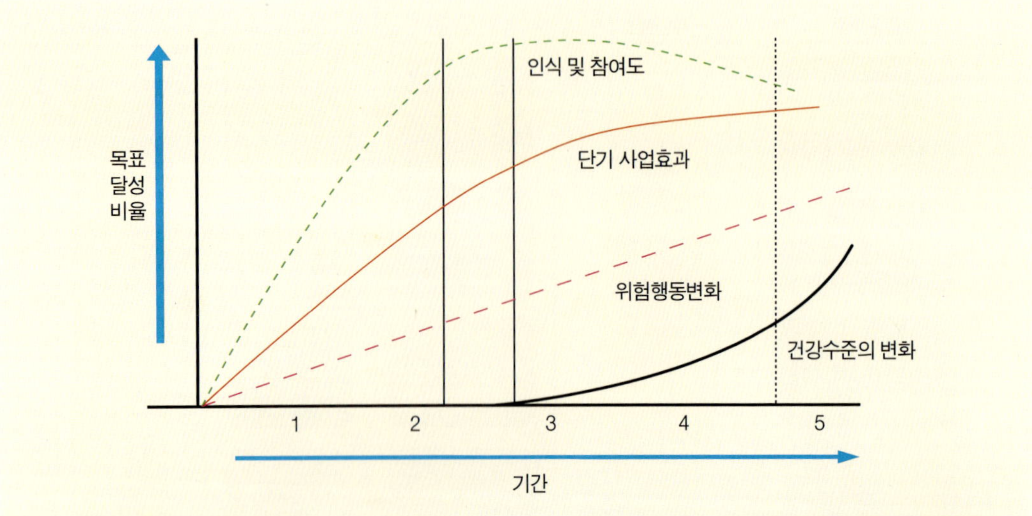

그림 2-7 사업수행기간에 따른 사업결과 기대수준

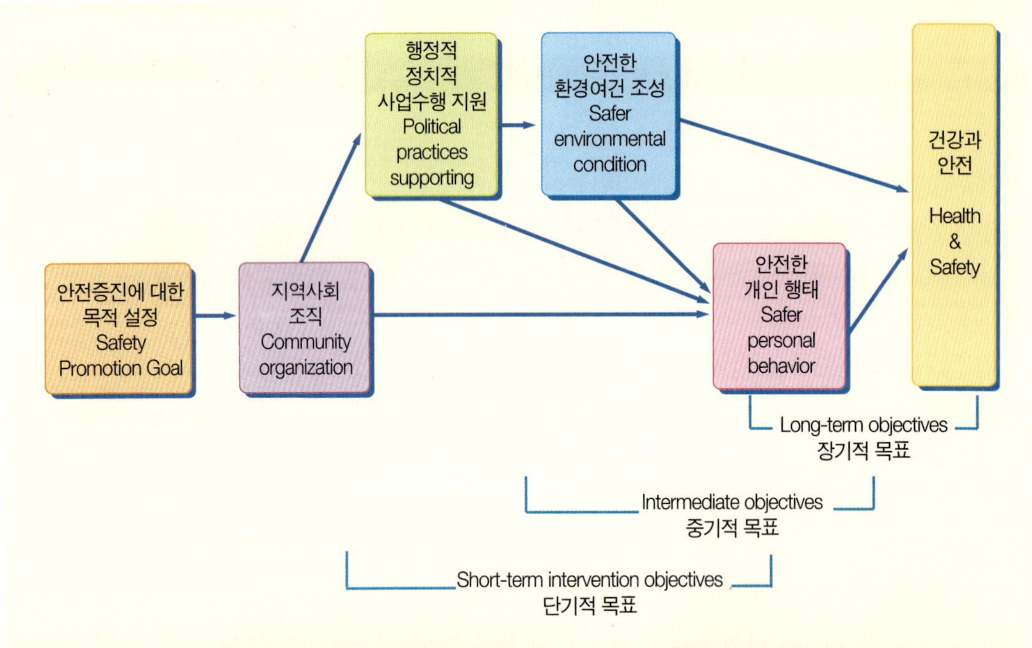

그림 2-8. 지속가능한 발전을 위한 접근전략

안전한 환경여건을 조성할 수 있는 사업을 수행한다. 사업의 진행단계를 시간적 흐름에 따른 단기적, 중기적, 장기적 목표로 설정하여 합리적으로 추진한다면 궁극적으로는 개인의 안전한 행태로의 변화와 개인을 둘러싸고 있는 다양한 환경이 안전하게 조성되어 자치단체시민의 건강과 안전이라는 목적을 달성할 수 있을 것이다(그림 2-8).

5) 손상의 빈도와 원인에 대한 주기적 파악

손상의 빈도나 원인을 규명할 수 있는 프로그램 즉, 체계적이고 지속적으로 손상 관련 자료를 수집하는 손상감시체계의 구축은 지역사회의 전반적인 손상규모를 파악할 수 있게 하고, 손상예방 및 안전증진정책 수립을 위한 근거로 활용되며, 사업수행에 대한 평가근거로 활용할 수 있다. 손상자료를 통해 산출되는 지표는 인구집단에 근거한 역학적 지표이어야 하며, 지속적인 자료수집이 가능하여야 한다. 또한 모든 손상발생기전을 포괄할 수 있어야 하며 수집된 손상자료는 지역사회 손상발생에 대한 정보뿐만 아니라 손상 유형과 손상 기전, 손상 원인, 손상 장소, 손상 시기, 손상시 응급처치 내용, 손상치료 후 결과 등에 관한 광범위한 정보를 포함하고 있어야 한다. 자치단체에서 이용 가능한 손상자료로는 병원 응급실 중심 손상자료 수집체계, 지역사회 가구조사를 통한 손상자료, 국가 및 유관기관의 행정통계 자료 등이다. 이들 자료원마다 특성이 모두 다르므로 각 자료원의 장단점을 고려하여, 자치단체 손상지표를 지속적으로 산출할 수 있는 손상자료수집체계를 구축하여야 한다.

6) 사업에 대한 방향성 설정 : 공통된 의제나 목표 설정

일반적으로 사업을 기획함에 있어 현재까지 하고 있는 사업에 대한 효과성이나 효율성의 평가 없이 기존 사업을 그대로 실시하는 것은 문제에 대한 최적의 해결방안이 아니며, 지역사회와 조직의 사업역량을 고려하지 않고 실현 불가능한 전략을 제시하거나 안전도시사업의 목표 달성에 시너지효과를 발휘하지 못하는 상호 연관성이 없는 독립적인 활동을 나열하는 것 또한 바람직한 결과를 산출하는데 있어 장애요인이 될 수 있다. 모든 프로그램 관계자가 열심히 활동하여도 지역 전체의 손상발생에는 큰 변화가 없을 수 있으므로, 이를 극복하기위한 효과적이고 효율적인 문제해결 방안을 제시할 수 있도록 노력하여야 한다.

사업 추진전략으로서 사업의 선택과 집중화, 점진적 확대라는 점을 고려할 때 실행에 대한 우선순위 설정과 의사결정은 반드시 지역사회의 필요(need)에 근거를 두어야만 한다. 자치단체 주민의 주요 우선순위 손상문제와 고위험 연령, 고위험 환경에 대한 손상예방 프로그램들의 장기적인 사업 추진방향을 설정한 후, 연차적 목표 및 세부 사업실행전략을 개발하고, 체계적 연관성을 유지하면서 수행 · 관리해야 한다.

7) 현재 사업에 대한 효과성(효율성) 및 사업의 질 평가

사업 결과에 대한 평가와 함께 사업 진행 중이나 종료시 목표 달성 및 실패 원인에 대한 분석결과는 사업 관계자들의 의사결정에 근거가 될 수 있다. 사업의 평가는 건강 결과의 변화 측정, 지식 · 태도 · 실천과 같은 과정 목표의 변화량 측정을 통해 이루어진다. 지역사회 안전증진사업은 단시간내에 결과를 도출하기 어려울 수 있으므로 바람직한 결과를 도출하기 위해 지속적인 사업수행과 함께 프로그램에 대한 주기적인 과정 평가가 요구되어진다.

사업의 방향성 설정 및 사업 수행 과정 및 결과에 대한 평가는 사업의 질적 수준에 크게 영향을 미친다. 평가는 사업의 실행 가능성을 검토하는 단계인 기획과정 즉, 현황 분석부터 시작하여 다음 단계인 사업 실행 중의 과정 평가, 사업 종료 후 사업의 개선과 지속여부를 결정하기 위한 결과 평가로 구분하여 진행할 수 있다. 평가 결과들은 앞으로 사업을 어떻게 개선시킬 것인지, 다른 지역이나 집단으로 사업 대상을 확대하여 사업을 시행할 것인지, 수행 프로그램의 수를 확대하여 기존의 사업 대상 집단에게 새로운 프로그램을 수행할 것인지에 대한 의사결정에 활용될 수 있다.

8) 기존 사업에 대한 관리 강화

이미 자치단체마다 손상예방 및 안전증진과 관련된 많은 사업들이 수행되고 있으며 이러한 사업들은 시민단체, 민간기업, 공공기관 등 그 사업 수행자의 종류에 따라 매우 다양하게 존재한다. 그러나 지역사회에 다양하게 존재하는 여러 주체가 손상예방 프로그램을 제공한다고 해서 이것이 바로 지역사회 안전증진이라고는 볼 수는 없다. 이는 주민에 대해 다양한 서비스를 제공하는 것 이상의 의미를 가지기 힘들기 때문이다. 중요한 것은 실제 그 지역사회내에서 누구를 대상으로, 어떤 목표를 가지고, 프로그램의 계획과 시행을 누가 담당하고, 어떤 지원을 하느냐 이다. 또한 객관적이고 과학적인 사실 혹은 자료에 근거한 우선순위와 방향을 설정해야 하며 안전 관련 각종 조직을 유기적으로 연결시켜 역할과 기능의 최적화(optimization)를 이루도록 함으로써 시스템에 의한 시너지효과가 제대로 발휘되도록 해야 한다.

9) 사업 수행의 인적 물적 자원 확보

사업의 지속적 추진을 위해서는 무엇보다 인적 물적(재정적)지원이 절실하다. 안전한 삶의 질 향상이라는 목적달성을 위해 다른 사업에 우선하여 예산을 확보할 수 있도록 사업 필요성 및 당위성에서도 적극적인 홍보, 교육을 실시하여야 할 것이다. 또한 자치단체의 안전도시사업 담당 부서에서 모든 사업을 직접적으로 수행하는 것이 아니라 안전도시 사업수행에 필요한 다양한 지역사회 자원과의 연계와 함께 사업 자료 공유 등을 통한 사업수행 인력 및 자원에 대한 질적인 관리수행이 바람직하므로 자치단체 안전도시사업 담당자는 사업 전반에 대해 총괄적으로 관리하고 협력을 유도하는 역할을 담당하는 조정자(coordinator)로서의 역할을 수행할 수 있는 역량을 갖추어야 한다.

10) 점진적 사업 추진 및 확산 전략

지역사회에서는 안전도시사업에 대한 중장기 사업계획을 수립하고 이를 추진하기 위한 예산과 기술적, 재정적 지원을 확보해야 한다. 또한 개인과 조직, 지역사회간의 효과적인 네트워크를 구축하여 손상예방과 안전증진에 대한 사회적인 공감대를 형성하고 지역사회구성원의 참여를 유도하여 자치단체 손상예방과 안전증진사업에 대한 행정관리를 강화하고 고위험집단 및 취약계층의 안전증진사업에 대한 접근성을 향상시킨다. 지역사회 관내 모든 부서 및 기관이 '자치단체 주민의 손상예방 및 안전증진' 이라는 공통의 목표를 향해 각자의 역할을 효율적으로 분담하여 수행하는 체제가 마련되어야 할 것이며 이때 보건부문에서는 손상에 대한 지역 보건통계자료의 생산을 통해 안전도시사업 관련 지표의 제공 및 근거를 제공하는 기능과 양질의 정보제공활동을 담당한다.

자치단체 안전도시 사업은 시범 사업을 수행한 후 수정보완을 거쳐 다음 사업 년도에 더 많은 지역으로 사업을 확대하고 기존사업을 강화해 나가는 전략을 활용하는 것이 바람직할 것이다. 적용하고자 하는 프로그램의 수도 점차 확대시켜 나가야 할 것이며 대상자 및 대상집단이 확대되어야 한다. 또한 자원의 제한으로 인해, 검증되지 않은 사업이나 프로그램을 자치단체 전역에 실시하는 것은 바람직하지 못하므로, 시범 사업을 통해 검증 후 확산하는 것이 효과적일 것이며, 여러 가지 다양한 사업이나 프로그램을 일시에 실시하는 것보다 연도별로 장기적인 계획을 세워서 확산시키는 것이 바람직하다(그림 2-9).

안전도시 공인기준에는 모든 연령, 모든 환경에 대한 장기적 프로그램이 있어야 한다고 제시되어 있지만, 실제 사업을 수행하는데 있어서 일시에 이러한 기준을 충족시키는 것은 무리일 수 있으므로, 사업수행가능성을 고려하여 일단 가능한 프로그램부터 시작한 후, 이를 확대해 나가야 한다.

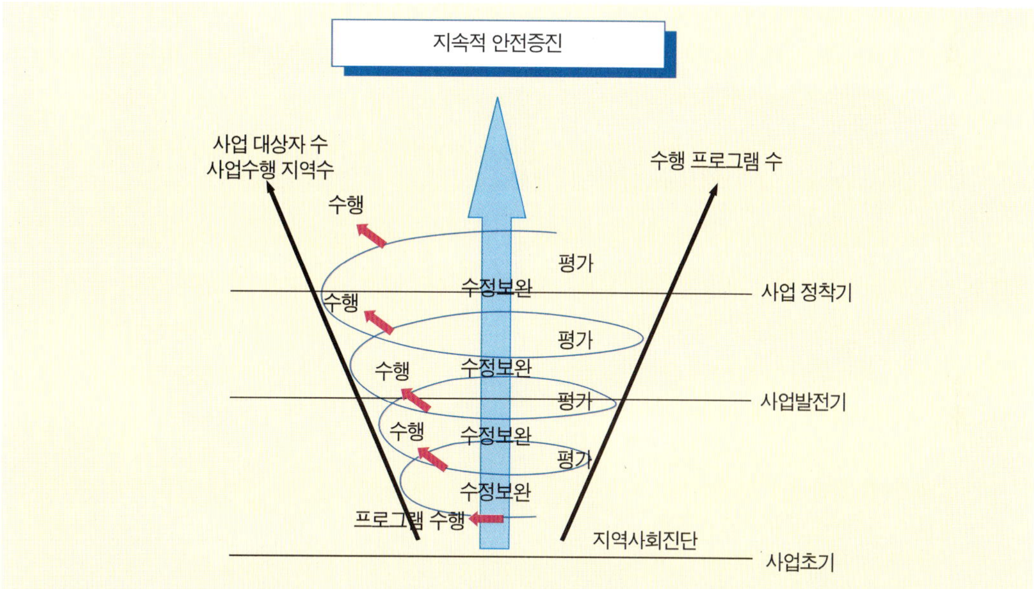

그림 2-9. 안전도시사업 확산 전략

chapter 03

지역사회 안전증진 사업추진전략

Strategies for Community Safety Promotion

1. 선진국의 손상예방 안전증진정책

스웨덴, 호주, 유럽연합 등과 같은 주요 선진국에서는 지난 30여년이상의 지속적인 손상예방 · 안전증진 정책 수행을 통해 손상 감소 및 삶의 질 향상이라는 목표를 성공적으로 달성해 가고 있다. 본 장에서는 우리나라의 국가 또는 지역사회 안전증진사업을 추진하기 위해 활용할 수 있는 주요 전략들을 제시하기 위해 선진국의 성공적인 안전증진정책에 대한 검토결과, 다음과 같은 요인들이 주요한 역할을 한 것으로 나타났다(보건복지부, 2008).

1) 손상 개념에 대한 명확한 이해와 포괄적인 손상감시체계의 구축

선진국에서는 손상과 안전에 대한 예방적 개념, 분류 기준에 대한 이해 및 이에 대한 사회적 동의를 통해 보건 분야의 주요 우선순위 영역으로 손상과 안전을 설정하고 있다. 즉, 비의도적 손상뿐만 아니라 의도적 손상, 즉 자살, 폭력, 따돌림, 학대 등과 같은 문제에 대해 보건학적으로 접근하고 있으며, 이를 위한 국가 정책도 마련되고 있다.

성과 있는 정책 결과를 기대하기 위해서는 손상문제와 위험요인에 대한 파악이 우선적으로 수행해야 하는데 대부분의 선진국에서는 손상으로 인한 사망, 발생, 장애, 위험환경 및 위험 행태에 대한 포괄적인 손상감시체계를 구축하고 있으며, 이러한 손상감시체계의 운영을 통해 수집되는 객관적 자료들을 근거로 주요 손상문제의 원인과 위험요인에 대한 대응방안을 마련하고 있다. 국가단위 손상자료는 국가적 차원에서의 정책의 방향성 및 우선순위 설정 등을 위해 활용되고 있으며, 지역사회단위 손상자료의 활용을 통해서는 대상자의 특성별, 지역별, 고위험계층 및 환경별 등 맞춤형 손상예방 안전증진사업을 수행하고 있었으며, 이와 연계하여 손상으로 인한 사회경제적 부담을 산출하기 위한 정보도 수집, 분석 및 활용되고 있음을 알 수 있었다.

2) 명확한 정책적 목표 설정

선진국의 경우 손상분석결과에 근거한 중장기 국가사업목표가 명확히 설정되어 있으며 목표달성을 위한 정부 부처, 지역사회, 기관간의 중장기 실행계획을 수립하여 수행하고 있다. 이는 계량적 목표 설정 및 지표개발 관리, 중앙정부와 자치단체, 관련부서, 유관기관 등과의 수평적 수직적 부문간 효율적 역할분담 등의 사업과 연계되어 있으며, 연구, 일반대중 교육, 전문적 훈련, 지역사회와 가족에 대한 서비스, 정책집행을 포함하는 활동계획(action plan)으로 수립되고 있었다.

호주의 경우 국가 손상예방전략 수립을 위한 우선순위설정에 대한 연구를 통해 손상예방과 관련된 국가 정책들을 수립하고 있었다(AIHW, 1997; AIHW, 2003). 호주의 손상예방정책은 1986년 국가 보건사업 우선순위 영역에 처음 명시되었으며 전략적 손상예방 파트너쉽(SIPP, Strategic Injury Prevention Partnership)이 2000년에 구축되었다. 호주의 국가손상예방정책에 있어 손상감시, 위험요인의 파악, 정책의 수행, 중재방안의 평가를 손상예방 정책 수행을 위한 주요 우선순위 영역으로 제시하고 있다(그림 3-1).

3) 효과적인 프로그램의 개발

선진국의 경우 손상문제 및 위험요인 감소를 위한 프로그램 개발에 있어 교육, 환경개선, 규제강화

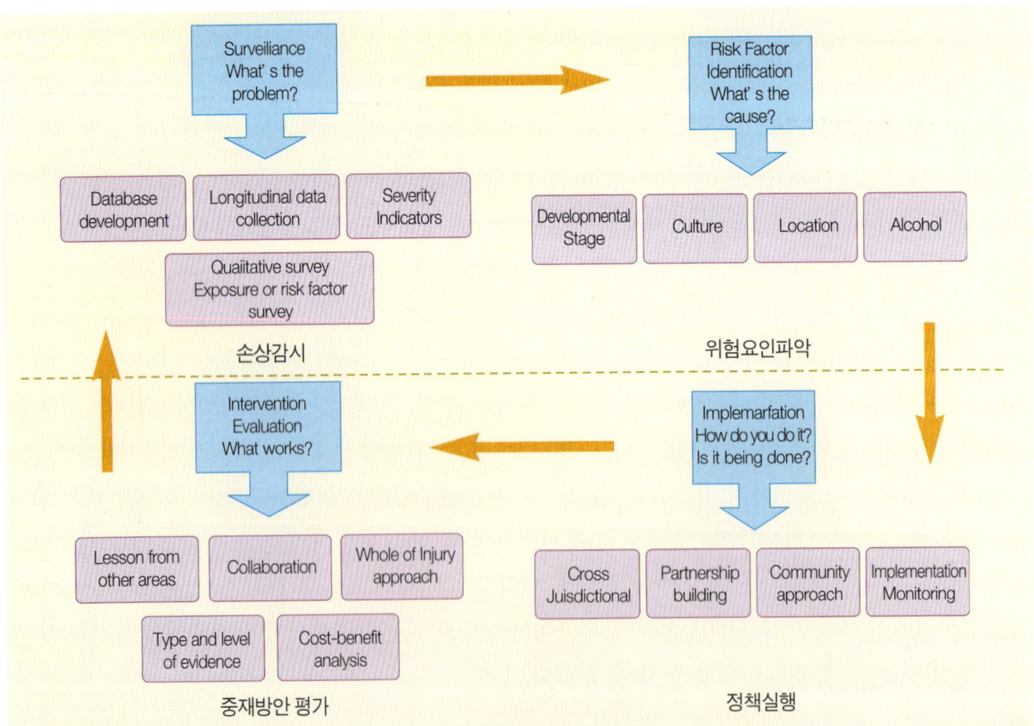

그림 3-1. 주요 정책 영역별 정책수행을 위한 잠재적 우선순위 영역

전략을 활용하고 있다. 교육은 크게 손상 위험이라고 여기는 정보에 대한 제공, 어떻게 손상발생을 줄일 수 있는지 습득, 위험과 안전에 대한 태도변화, 안전한 행위로의 변화를 목표로 하고 있으며 독립적으로 사용하는 것보다 다른 방법과 함께 접근시 시너지 효과 있다. 또한 손상예방 및 안전증진 정책 입안 및 지지확산에 반드시 필요한 사업 접근 방법이다.

규제강화는 손상예방을 위한 법률의 제정 및 강화, 법을 지키는 사회적 환경 조성, 위험에 대한 제한, 안전수칙의 수립 요구를 주내용으로 하고 있으며 사업의 촉진과 지원에 있어 중요한 역할을 한다. 이미 안전과 관련된 많은 법규들이 제정되어 있지만 법의 적용면에서는 보완해야 할 점들이 많이 있다.

환경개선은 손상예방에 있어 "위험요인 사전제거"라는 건물, 시설과 같은 물리적 환경의 변화뿐만 아니라 안전을 우선시 하는 사회적 환경의 변화를 유도하는 중요한 의미를 가지고 있다. 잠재위험의 최소화 혹은 제거를 목표로 하고 있다.

유럽아동안전연합의 아동 안전증진정책의 경우, WHO 유럽지역사무소와 함께 아동안전을 주요 우선순위 손상유형 8개에 대한 프로그램을 개발하여 제시하고 있으며, 유럽내 각국의 활발한 사업 참여를 위해, 손상현황 및 예방사업에 대한 보고서 발간, 전문 연구의 수행, 유럽 차원의 안전 관련 입법

표 3-1. 아동의 손상예방과 지지적 환경 조성을 위한 행동계획

위험요인	목표(objectives)	범주	행동(action)
손상 발생	아동의 도로안전 증가	L.E L E E	도로이용 아동의 안전장구의 사용 강화 촉진(안전벨트, 카시트, 헬멧 등) 속도제한, 스쿨존 등에 대한 규제 강화 아동에 대한 운전자 주의 인식 증가를 위한 안전교육 학령기 아동대상 도로이용, 공공교통이용 훈련 교육제공
	아동의 안전하고 자율적 이동	LSE	학교까지 안전한 보행 및 자전거 이용을 위한 인프라 구축
	개인거주지, 교통 인프라 기획에 아동의 요구 통합	SEK P	학령기 아동의 요구에 부응할 수 있는 교통수단의 제공과 이동에 대한 전략 개발 도시, 교통이용기획에 아동과 아동보호자의 참여
	신체적 운동 증가	E E S	학교 교과과정에서 신체적 운동프로그램 향상 지역사회에서 아동 신체적 운동프로그램 향상 아동의 사회적 상호작용, 놀이, 운동을 위한 안전하고 접근가능한 시설 제공
	아동관련 문제에 의사결정자의 관심 증대	K K	아동에 초점을 맞춘 교통과 관련된 비용, 편익에 대한 평가 의사결정과 기획과정에서 보건비용의 평가수행
불안전 환경	불건강하고 불안전한 환경에의 노출 감소	S S L S	아동이 시간을 보내는 공공빌딩의 건강과 안전기준 강화(냉난방, 낙상위험, 화재위험 등) 개인가정에 보건 안전기준을 향상시킬 수 있는 프로그램 수영장 근처 안전장치 규제 물 관련 사망을 예방하기 위한 지역 프로그램의 수행

출처: WHO(2005)

기준 지침의 마련, 아동 안전 캠페인의 기획과 수행, 중장기 사업전략기획 수립, 우수 프로그램에 대한 안내서 제작 등을 수행하고 있다. 이는 각 국가별로 위험요인의 파악, 정책적 행동을 위한 우선순위, 활용된 전략 및 수행에 대한 서로간의 벤치마킹을 가능하게 해준다(European Child Safety Alliance, 2004).

또한 아동손상예방을 목표로 하는 국가별 행동 계획 (action plan)을 개발하기 위한 지침에서 손상예방과 지지적 환경 조성을 지역의 우선순위로 설정하고, 다음과 같은 행동 (action)을 제시하고 있다. 행동(action)을 위한 환경은 집, 주변 환경으로부터 학교, 아동보육시설 등을 모두 포괄하고 있으며, 행동 추진을 위한 6개 전략(code)은 규제(L), 교육(E), 적극적 참여(P), 연구경험 공유를 통한 지식증대(K), 환경적 노출 모니터링(M), 서비스 제공 및 인프라 구축(S)으로 구분하였다(WHO Europe, 2005)(표 3-1).

4) 지속적 수행과 평가

손상예방 사업을 수행하는데 있어 반드시 필요한 것은 수직적 수평적 다부문간 협력체계(multi-sectoral approach)와 지속적 수행이다. 이는 손상문제 자체가 가지는 다부문간 특성(intersectoral in nature)으로 인한 것으로 국가에서 안전증진정책에 대한 방향성을 제시하고, 지역사회차원에서의 접근을 효율적인 것으로 언급하고 있다(WHO, 2006).

스웨덴에서는 지역사회 아동 손상예방프로그램의 평가를 위해 자치단체의 아동 손상으로 인한 입원율 변화에 대한 시계열 분석을 수행하였다(Leon et al., 2007). 스웨덴 내에서 국제안전도시사업을 수행하고 있는 스카보로 지역 내 5개 지역사회와 안전도시사업을 수행하고 있지 않은 스카보로 지역 내 다른 지역사회들, 이외 다른 스웨덴 지역사회의 3개 지역으로 구분하여 분석하였다. 스카보로 지역에서는 1984년부터 아동의 손상예방사업으로 지역보건의료인에게 안전교육을 실시한 후 의료기관을 방문하는 부모에게 교육을 수행하는 프로그램, 병원이나 차량안전시트 판매점에서의 차량용 안전시트 대여 프로그램, 아동을 위한 자전거안전모 할인 프로그램을 주 내용으로 하는 사업을 현재까지

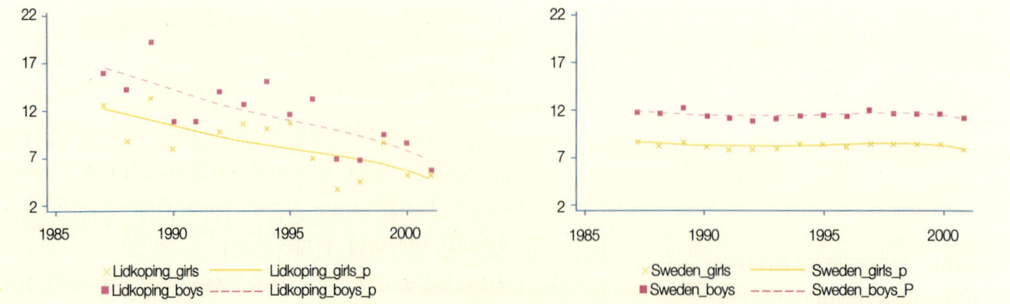

출처: Leon et al., 2007.

그림 3-2. 스웨덴 지역사회 아동손상예방프로그램 효과 평가

지속적으로 수행하였다. 그 결과, 비사업지역 도시들과 비교하여 사업지역의 아동 손상으로 인한 입원율은 큰 폭으로 감소하였으며, 지역사회중심의 접근전략이 아동 손상감소에 효과가 있는 것으로 평가되었다(그림 3-2).

이러한 평가결과를 도출하는데는 장기간의 지속적인 사업수행기간과 손상감시자료, 프로그램 수행 및 평가 자료의 축적이라는 기반 구축이 영향을 미친 것으로 판단된다. 또한 사업수행에 대한 주기적 모니터링과 과정 평가를 수행하며, 목표 대비 달성도 파악, 미비점 보완책 마련하여 지속적으로 사업을 수행해나가는 체제 역시 잘 갖추어져 있어 손상예방 안전증진에 대한 긍정적 평가결과가 산출된 것으로 판단된다.

2. 국제안전도시사업 추진 절차

지역사회 안전증진사업으로서의 국제안전도시 사업의 일반적 추진절차는 〈그림 3-3〉과 같다. 먼저, 안전도시사업을 주관하고 이끌어 갈 운영주체에 대한 구성하고 손상현황분석결과에 근거한 사업

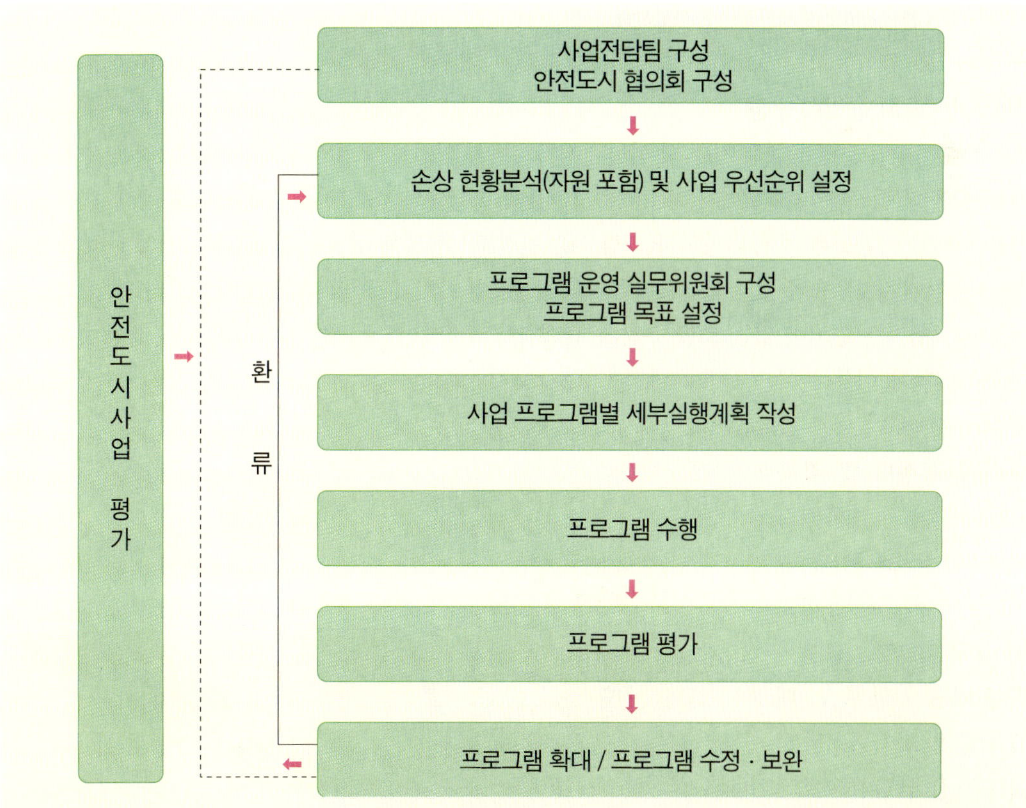

그림 3-3. 국제 안전도시사업 추진 절차

추진의 방향성 설정, 상호 협력체계의 구축, 효율적인 프로그램의 개발 및 수행, 프로그램에 대한 평가와 환류 등의 순이다. 각 추진절차별 세부 사항은 다음과 같다.

1) 사업 수행 기반의 확충

(1) 전담팀 구성

우리나라에서는 행정기관의 특성상 사업 담당자가 주기적으로 바뀌고, 또한 안전도시사업의 다른 사업과 달리 여러 부서, 기관과 연계하여 사업을 수행해야 하며, 가정, 학교, 사업장 등 다부분의 환경에 대한 사업을 수행하고 조정해야 한다. 따라서 안전도시사업 외의 다른 업무와 병행될 경우 담당자가 느끼는 업무 부담으로 인해 사업에 집중하기 어려우므로 사업의 전문성 및 신속한 추진을 위한 안전도시사업 전담팀의 구성이 요구된다.

현재까지 각 자치단체별로 안전도시사업 추진을 위해 구성된 전담팀은 다음과 같다.

- 수원시 재난안전관리과 안전도시팀
- 제주특별자치도 소방본부 안전도시과
- 서울특별시 송파구 보건소 안전도시추진반
- 강원도 원주시 기획예산과 안전도시계
- 천안시 미래도시기획단 안전도시팀

(2) 안전도시 협의회 구성

안전도시사업 운영에 대한 지원 및 의사결정자로서의 안전도시 협의회를 구성하는 것은 사업의 지속적 수행 및 성공을 위해 지역사회내에서 시민들의 손상예방 및 안전증진과 관련된 정책 수립에 영향을 미치는 기관들은 매우 다양하다(그림3-4). 안전도시협의회 구성을 함에 있어 먼저 사업의 방향성 설정과 지원업무를 수행할 안전도시협의회와 세부분야별 실무협의회를 구성하고, 수행하고자 하는 프로그램과 관련되어 있는 모든 부문의 관계자를 포함한 프로그램 실무위원회를 구성하여야 한다. 예를 들어, 아동 놀이터 낙상예방사업으로 놀이터 환경정비 및 감독 프로그램을 선택하였다면, 사업(프로그램)별 실무위원회에는 해당 학교의 교장 · 교감 · 교사 · 학생대표 · 학부모 대표 · 관할교육청 담당자 · 구청 담당자 · 보건소 담당자 · 안전도시지

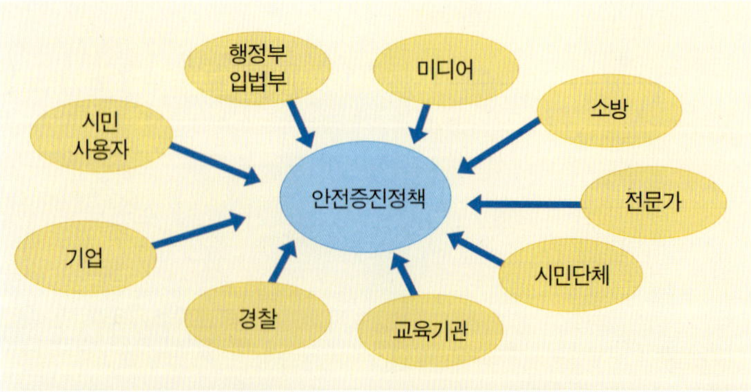

그림 3-4. 안전증진정책 수립에 영향을 미치는 주요 기관

원센터 담당자 · 아동 놀이터관련 소비자단체 담당자 등으로 구성할 수 있다. 프로그램별 실무협의회에서는 수행할 세부 프로그램별 목표 및 표적 집단을 설정하고 구체적인 실행 계획을 작성한다. 세부 실행계획에는 사업수행 일정 및 모니터링, 평가를 위한 계획이 포함된다.

(3) 사업수행기반의 확충 사례 : 강원도 원주시

① 원주시 안전도시추진협의회 구성

원주시는 지역사회 안전증진에 책임이 있는 경찰서장, 소방서장, 교육장 등 각계 각층의 기관장 · 단체장들을 회원으로 하는 22명으로 2006년 11월 16일 원주시 안전도시추진협의회를 구성하여 손상 및 사고를 예방하여 시민의 안전과 건강한 삶을 누릴 수 있는 기반을 조성하였고 협의회를 통하여 안전도시 사업을 지역사회에 광범위하게 추진함으로써 시너지 효과를 발휘하고 있으며 협의회 소속 기관 · 단체는 협의회 구성시 안전도시 사업에 적극 협조하겠다는 동의서를 제출하여 사업 추진 의지를 표명함으로써 지속적인 사업 추진의 기반을 마련하였다.

아울러 협의회를 효율적으로 운용하기 위하여 협의회 소속 기관 · 단체의 실무자들로 안전도시추진실무협의회를 구성하고 손상감시, 교통안전, 가정 · 지역안전, 아동 · 학교안전분야 등 4개의 분야별로 협의회를 운영하고 있다. 각 분야별 실무협의회는 안전도시사업 추진에 있어서 기관별 추진과제를 발굴하고 안전한 원주만들기 프로그램 확산 등 실질적인 활동을 함으로써 지역사회 안전증진과 시민의 삶의 질 향상에 앞장서고 있다. 특히 2007년도에는 손상감시체계 구축 사업 추진을 위하여 손상감시분야의 실무협의회를 5회에 걸쳐 개최하여 심도있는 협의와 적극적인 협조로 사업의 성공적인 추진에 크게 기여한 바 있다.

② 원주시 안전도시추진협의회 설치 및 운영 조례 제정

원주시는 안전도시만들기 사업의 효율적 추진을 위하여 원주시안전도시추진협의회 설치 및 운영 조례(2006. 9. 22. 원주시조례제698호)를 만들어 안전도시추진협의회 설치를 위한 근거를 마련하였으며, 이어 협의회를 효율적으로 추진하기 위한 실무협의회를 구성하기 위하여 4개분야(손상감시, 교통안전, 가정 · 지역안전, 아동 · 학교안전)를 규정하는 원주시안전도시추진협의회 설치 및 운영조례 시행규칙을 제정하므로서 안전도시 사업 지원을 위한 제도적 발판을 마련하였다.

③ 실무 추진팀 구성

안전한 원주 만들기 사업을 국제 안전도시 개념으로 확대하고 손상 및 사고 발생을 감소시켜, 시민의 삶의 질 향상과 공공 안전사업을 본격적으로 추진하기 위하여 2005년에 임시 조직으로 있던 안전도시 실무 추진팀을 2007년 2월 자치행정국 기획예산과 내에 원주시 안전도시팀을 신설하여 보다 체계적으로 안전도시 사업을 추진 할 수 있도록 하였다. 기획예산과내에 '담당팀을 설치함으로써, 사업 초기단계부터 기획력이나 사업예산의 용이한 확보로 사업 추진에 탄력을 얻고 있다.

④ 행정조직 내 네트워크 구성

원주시에서는 안전도시 사업이 각 부서간의 유기적인 참여와 협조, 지원이 있어야만 소기의 성과를 거둘 수 있으므로 원주시 행정조직 내의 안전관련 부서들을 연결한 안전 네트워크를 구성하였다.

각 부서별 업무를 활용하여 지역사회 안전을 지원하는 공공기관 협력체제 구축의 기초를 마련하고, 이를 통해 시민 안전문화 확산에 기여하는 한편 지역 내 안전 네트워크 및 국제적 네트워크와 연결하여 안전도시로서의 역할을 충실히 수행 할 수 있도록 하였다.

⑤ **업무지원 협약**

원주시는 안전도시 사업의 효율적 추진을 위하여는 전문가 그룹의 경험과 지적 자산의 필요성을 느끼고 세계보건기구 지역사회 안전증진 협력센터로부터 국제안전도시 지원센터(한국) 및 국제안전도시공인센터(아시아)로 지정되어 있는 아주대학교 지역사회 안전증진협력센터와 업무 지원에 관한 협약을 체결하였다. 협약을 통해 안전도시 사업수행에 관한 자문과 국 · 내외 안전도시 전문가 네트워크 활동 지원, 안전도시 공인을 위한 제반 행정 절차에 관하여 서로 협력하고 지원함으로써 원주시의 안전도시 사업 조기 정착을 통한 시민의 삶의 질 향상을 위하여 적극 노력하기로 하였다.

2) 상호 협력기반의 구축

자치단체내의 사전협의, 조정도 필요하지만, 자치단체가 독자적으로 작성한 계획은 주변 자치단체의 협력을 필요로 하는 부분이 많다. 따라서 부문간, 광역자치단체 및 기초자치단체간의 네트워크를 구축하여 성공적인 지역사회 안전증진사업 수행을 위한 각자의 역할을 인식하고 책임을 다해야 할 것이다.

(1) 광역자치단체와 기초자치단체, 유관기관간 연계

지역사회 안전증진사업 추진을 위한 광역자치단체와 기초자치단체간 연계체계는 〈그림 3-5〉와 같이 구성할 수 있다(아주대학교, 2008a). 먼저, 수직적 연계체제는 광역자치단체와 기초자치단체, 안전도시지원센터간의 네트워크를 구축하고, 기초자치단체내 사업주체로서 민간단체와의 연계도 추진한다. 수평적 연계체제로는 먼저 광역 또는 기초자치단체내에서 타 부서 및 타 기관과의 연계가 이루어져야 한다. 기초자치단체의 손상예방 안전증진에 대한 분야 간 협력을 사업별 조례로 명시할 수 있도록 하고, 지방의 특색에 부합하는 사업에 대해 자치단체가 예산을 제공할 수 있도록 하는 법적 장치를 마련하는 것이 필요하다.

이러한 유기적 협의체 구성을 통해 광역자치단체 내 자치단체간의 협력체제가 형성되어 광역 단위 행정의 능률성, 경제성, 합리성 그리고 합목적성을 높일 수 있도록 안전증진사업의 주체적 역할을 수행할 수 있어야 함과 동시에 자치단체 또한 광역의 부문별로 행정 수행이 될 수 있어야 할 것이다. 하부 네트워크로서 해당기관 실무자로 구성된 분야별 실무위원회도 구성하여 수직적 연계체계, 수평적 연계체계가 원활히 운영될 수 있도록 노력해야 한다.

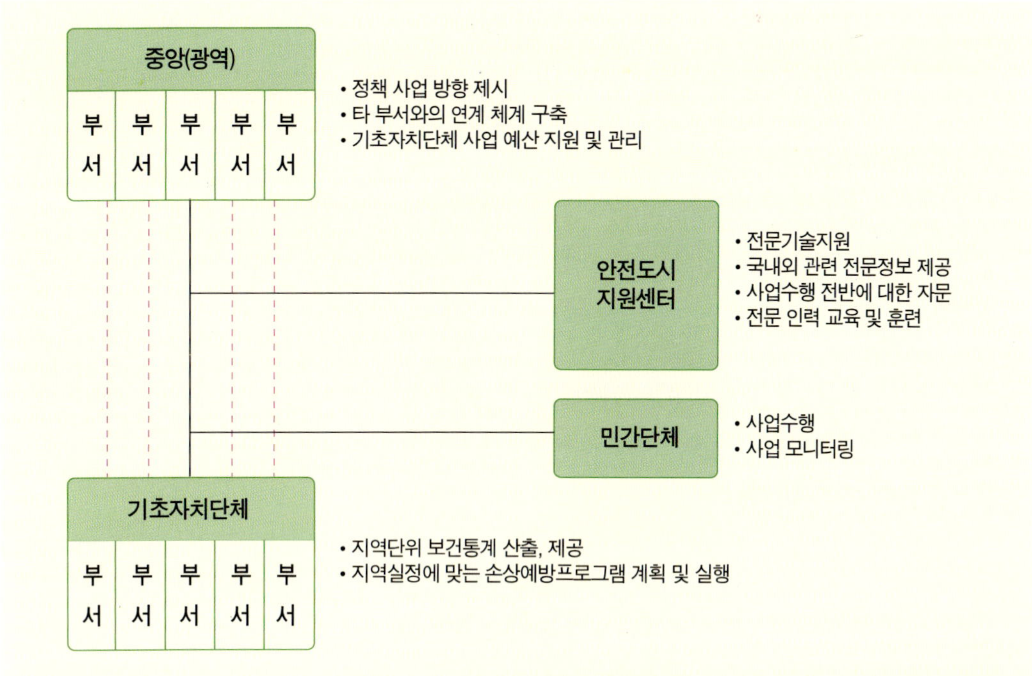

그림 3-5. 광역-기초자치단체간 연계체제

(2) 국제안전도시사업 추진을 위한 광역자치단체와 기초자치단체의 역할

① 광역자치단체의 역할

- 자치단체 안전도시사업 추진을 위한 광역자치단체의 중장기 사업계획을 수립한다.
- 사업 추진을 위한 예산을 확보하고 기술적, 재정적 지원을 제공한다.
- 개인과 조직, 지역사회간의 효과적인 네트워크를 구축한다.
- 자치단체 손상예방과 안전증진사업에 대한 행정관리를 강화한다.
- 자치단체 주민의 손상관련 지역보건통계자료의 수집 및 분석체계를 구축한다.
- 자치단체의 장(setting)별 안전 기준을 제정한다.
- 고위험집단 및 취약계층의 안전증진사업에 대한 접근성을 향상시킨다.
- 손상예방과 안전증진에 대한 교육 및 홍보자료를 정비한다.
- 손상예방과 안전증진에 대한 사회적인 공감대를 형성하고 지역사회구성원의 참여를 유도한다.
- 사업의 성공적 수행을 위한 조정자로서의 기능을 수행한다.

② 기초자치단체의 역할

- 각 기초자치단체 특성별 독자적 사업의 기획, 수행 및 평가를 실시한다.
- 광역자치단체의 사업목표달성을 위한 기초자치단체별 손상예방사업을 수행한다.
- 광역자치단체 손상예방 및 안전증진사업에 대해 협조한다.

- 안전도시사업에 대한 시민 참여방안을 개발한다.
- 손상에 대한 지역보건통계자료의 생산한다.

(3) 사업주체별 역할

지역사회 안전증진사업으로서의 안전도시사업 추진에 있어 사업주체 즉, 국가, 지역사회, 조직 및 개인적 차원에서의 역할은 다음과 같이 제시될 수 있다.

① **국가**

- 중장기 안전증진정책의 수립한다.
- 안전증진이라는 건강권 보장을 위한 법과 제도를 정비한다.
- 안전 증진사업의 추진을 위한 예산을 확보한다.
- 행정 관리를 강화한다.
- 손상관련 통계자료의 생산체계를 구축한다.
- 정부차원에서 안전한 환경에 대한 부문별(학교, 가정 등)안전관리기준을 제정한다.
- 고위험집단 및 취약계층의 안전증진사업 접근도를 향상시킨다.
- 손상예방과 안전증진에 대한 교육자료를 정비한다.

② **지역사회**

- 안전증진 및 손상예방에 대한 사회적 공감대형성 및 사회적 책임의 인식을 도모한다.
- 시민사회단체 및 민간분야의 활동을 강화하여 안전한 사회여건을 조성한다.
- 정부수준에서 제정 · 집행되는 법, 제도, 정책에 대한 모니터링과 개선방안을 제시한다.
- 지역사회차원에서 수행할 수 있는 손상예방 및 안전증진을 위한 실천적인 프로그램을 개발하고 시행 · 평가한다.
- 안전증진 및 손상예방활동에 대한 가이드라인을 제시하고 조정 역할을 수행한다.
- 안전증진 및 손상예방과 관련된 기관에 대하여 양질의 정보 제공활동을 적극 지원한다.

③ **조직 및 개인**

- 조직 및 기관은 개인의 안전증진으로의 행태변화에 영향을 미칠 수 있는 우호적 환경을 조성한다.
- 개인은 중재방안에의 참여를 통한 지식, 기술, 태도 등의 긍정적 강화를 위해 자기교육, 역량강화를 실천하며, 이를 통해 안전한 생활습관으로의 개선을 도모한다.

2) 손상 현황 분석

안전도시 사업 정책을 수립하는데 있어 실무적인 첫 단계가 현황분석이다. 현황 분석은 손상 예방 정책의 대상이 될 문제를 제대로 찾아내고, 문제의 개선을 위한 가장 적합한 해결책을 찾아낼 수 있도록 지원하며, 또한 지역사회나 보건사업 담당조직이 문제를 해결할 능력이 있는가를 파악하기 위해 필요한 절차이다.

현황분석에 포함되어야 할 사항은 일반적으로 자치단체의 사회인구학적 특성, 손상 평가 지표(손상사망현황, 손상발생(부상) 현황, 손상위험요인(행태, 환경 등) 와 함께 지역사회 주민의 관심, 안전증진사업을 수행할 때 이용가능한 자원에 대한 조사가 모두 포함되어야 한다. 이러한 현황분석의 결과는 사업의 전략개발에 실질적인 기여를 할 수 있을 뿐 아니라 지역사회 손상예방 및 안전증진사업의 평가를 위한 기초 자료로 활용되어야 한다.

(1) 손상 현황 및 손상위험요인에 대한 자료

지역사회의 손상 자료를 수집하기 위해서 기존의 행정자료를 이용하는 방법과 지역사회 조사나 의료기관 등을 통해 새롭게 자료를 수집하는 등 다양한 방법을 이용할 수 있다. 기존 행정자료를 이용하는 경우 일반적으로 사망 자료는 통계청의 사망원인 통계자료, 부상 관련 자료로는 산업보험 통계자료, 자동차보험 통계자료, 119구급활동자료 등이 있다. 기존 행정자료의 경우 손상 감시의 목적으로 수집되는 자료가 아니기 때문에 지역사회 손상현황을 분석하는데 필요한 정보 즉, 손상 발생시 활동, 장소, 원인 물질 등을 모두 파악할 수 없거나, 수집되고 있더라도 '기타' 혹은 '알 수 없음' 으로 불분명하게 분류되고 있는 경우가 많다. 그러나 이러한 한계에도 불구하고 손상의 규모나 특성을 파악할 수 있는 장점과 자료수집의 용이성을 고려한다면 지역사회 손상현황 분석자료로서의 행정자료 활용을 고려해 볼 수 있다.

손상과 안전에 관한 자료를 새롭게 수집하는데 있어 지역사회조사는 대부분 조사대상자에 대한 질문을 통해 과거의 경험을 파악하는 것으로 손상발생기전에 대한 정확한 자료를 수집할 수 있는 방법이다. 의료기관을 이용하지 않는 경미한 손상에 대한 정보도 수집할 수 있을 뿐만 아니라 손상의 위험요인인 안전인식 및 행태에 관한 자료를 수집할 수 있는 장점이 있으며 직접 방문을 통한 위험환경에 대한 자료수집도 가능하다. 그러나 조사대상의 기억에 의존하는 등 조사방법에 따르는 편이(bias)가 발생할 가능성이 있다. 의료기관 중심으로 자료를 수집할 경우 손상에 대한 정확한 정보를 수집할 수 있지만, 응급실을 제외한 부서에서는 손상에 대한 정확한 발생기전을 파악하기 어려우며, 지역사회 주민을 모집단으로 하는 비율을 계산하기 어려운 단점이 있다.

손상과 관련된 어떤 자료원이라도 장단점이 있기 때문에, 손상현황 분석을 위한 자료수집시에는 사업 목적에 맞는 자료의 수집방안에 대해 충분히 검토한 후 활용해야 할 것이다.

(2) 지역사회 주민의 관심과 이용가능한 자원에 대한 자료

지역사회 주민의 관심을 조사하기 위해서는 손상 현황을 조사할 때 같이 포함하여 수행하기도 하며, 지역내 주요 인사에 대한 개별면담, 인터뷰 등의 방법을 활용하여 조사할 수도 있다. 지역사회 내 이용가능한 자원에 대한 분석을 위해서는 지역내 공공, 민간 및 자원봉사조직에 대한 조직진단, 설문조사 등을 실시할 수 있다. 손상 문제를 해결하기 위해 이용할 수 있는 지역사회 자원을 분석하기 위해 자치단체 행정자료를 이용한 조직진단(SWOT 분석) 또는 관련기관간 설문조사자료, 인터넷 홈페이지를 통해 자료 수집이 가능하다. 가용자원에 대한 조사는 지역사회 내 손상예방 및 안전증진 사업을 위해 이용 가능한 인적 · 물적 자원에 대한 파악과 함께, 현재 각 기관에서 수행되고 있는 관련 사업을 파악하여 사업의 중복을 피하고 투입한 자원에 대해 최대 효과를 얻고자 하는 목적을 가진다.

3) 사업 우선순위 설정

(1) 우선순위 설정의 필요성

우선순위 설정(priority setting)은 지역사회 주민에게 발생되는 손상문제 중 어떤 문제를 먼저 해결하여야 할 것인가, 주어진 자원을 고려할 때 어떤 사업을 선택하는 것이 비용대비 더 효과적일까에 대한 의사결정을 의미하며 대상집단에 대한 사업의 목적, 목표를 결정하는 것이다. 우선순위 설정단계는 이전단계인 현황분석 결과와 사업대상 집단에 대한 정책적 목표에 의해 많은 영향을 받는다. 우리가 사용할 수 있는 자원은 한정되어 있고 모든 필요(need)를 충족시켜줄 수 없으므로 가장 먼저 해결해야 할 손상문제가 무엇인가를 결정하는 것은 매우 중요하다. 이를 위해서는 객관적인 기준과 절차에 따라 우선적으로 해결해야 할 손상영역을 설정하도록 노력해야 한다. 우선순위 결정에서 고려되어야 할 사항은 우선순위 설정에 대한 공정성 보장과 함께 의사결정과정에 지역사회 주민의 참여 조성, 계량화된 자료로 제시하는 것 등이 필요하다(박남수, 2004).

(2) 우선순위 설정 기준

안전도시 사업을 기획하는데 있어 적용할 수 있는 우선순위 설정기준은 그 지역사회의 특성과 지역사회 구성원의 가치관에 따라 매우 다양할 수 있으나 일반적으로 적용되는 기준은 손상문제의 크기(빈도), 심각성, 사업의 효과(변화가능성), 실행가능성 등이다. 손상문제의 중요성은 손상문제의 크기와 심각성에 대한 평가항목으로 손상문제의 크기(빈도)를 평가하기 위해 주로 발생률을 이용하여 비교한다. 손상문제의 심각성은 해당문제가 지역의 건강수준에 미치는 영향에 대한 기준으로 주로 질병의 사망률이나 장애발생률, 장애보정생존년수(DALY)와 같은 질병부담측정지표와 경제적 손실비용 등을 이용하여 비교한다. 사업의 기술적 해결성(변화가능성)은 손상예방 및 안전증진사업을 수행함으로 인해 손상 문제가 얼마나 쉽게 변화될 수 있는지에 대한 기준으로 이는 관련문헌과 다른 지역의 사업경험을 통한 과학적 근거(evidence)에 의해 평가하여야 한다. 그러나 이렇게 선정된 손상문제가 해당 지역사회에서 매우 중요하고 이를 해결하기 위한 효과적인 방법이 있다고 해도 수행 과정상의 어려움이 있다면 이 사업은 실행하는 것이 불가능할 수밖에 없기 때문에 사업 실행 가능성에 대한 기준 또한 우선순위 설정기준의 하나로 중요하게 고려되어져야 한다.

(3) 우선순위 설정 사례: 서울특별시

서울특별시민의 손상문제 우선순위를 설정하기 위해 캐나다의 연방정부/주정부/지방정부 연합위원회에서 손상예방 및 관리를 위한 국가 우선순위 설정 보고서에서 사용한 방법을 적용하였다(아주대학교, 2005a). 우선순위 설정기준으로는 손상문제의 크기, 심각성, 사업의 효과, 사업의 실행가능성의 4가지 평가항목을 반영하였으며 이들 평가항목의 특성에 따라 양적 기준(quantitative criteria), 질적 기준(qualitative criteria)으로 구분하고, 전문가 집단의 토의를 거쳐 우선순위 평가기준과 항목에 대한 각각의 가중치를 설정하였다.

양적 기준은 손상문제의 크기, 손상문제의 심각성에 대해 계량적 근거를 제시한 후 각 평가항목별로 상대적인 우선순위를 부여하고, 항목별 우선순위의 총합을 구하여 점수가 낮은 손상문제일수록 우선순위가 높은 것으로 평가하였다. 이는 손상문제의 절대적인 차이를 점수화하여 정확하게 반영하지 못하는 단점은 있으나, 손상문제를 절대적으로 평가할 수 있는 역학적 자료가 부족한 현실에서 선택가능한 방법이라 판단된다. 손상문제에 대해 질적 기준인 사업의 효과와 사업의 실행가능성 기준에는 항목별로 1~5점으로 구분된 척도로 배점하였다. 전문가집단의 토의를 거쳐 최종적으로 양적 기준과 질적 기준에 대한 가중치를 적용하여 우선순위를 설정하였다. 세부 평가항목은 다음 〈표 3-2〉와 같다.

우선순위 설정기준에 따라 평가한 각 손상문제의 우선순위는 〈표 3-3〉과 같다. 손상문제의 크기에 의해서는 자살(자해), 운수사고, 낙상이 높은 순위였으며 손상문제의 심각성에 의해서는 자살(자해), 운수사고, 태살(가해)의 순이었다. 사업의 효과성 기준에 의해서는 운수사고, 낙상이 높은 순위였으며, 사업의 실행가능성 기준에 의해서는 낙상, 운수사고의 순이었다. 이들 순위에 가중치를 부여하여 최종 우선순위를 설정한 결과, 가장 우선적으로 해결해야 할 손상문제는 운수사고, 낙상, 자살로 분석되었다(표 3-4).

우선순위로 설정된 손상문제가 발생하고 있는 주요 환경과 대상에 대한 검토를 거쳐 손상문제의 해결을 위한 사업(프로그램)의 접근환경과 접근대상을 설정하였다.

표 3-2. 우선순위 설정을 위한 평가항목

평가 기준 (가중치)		평가 항목	자료원
양적 기준 (50)	손상문제의 크기 (25)	1. 손상관련사망자 수 2. 전체 손상관련 사망자 중 비율 3. 손상발생자수 4. 전체 손상발생자 수 중 비율	사망: 통계청 사망원인통계결과 발생: 지역사회 손상현황조사
	손상문제의 심각성 (25)	5. 손상관련 조기사망으로 인한 건강 손실년수(YLL)* 6. 전체손상사망 YLL 중 손상원인별 YLL비율 7. 사망자1인당 YLL 8. 손상사망으로 인한 손실소득비용	
질적 기준 (50)	사업의 효과성(20)	1. 손상문제의 변화가능성 2. 효과적인 중재방안 보유여부	전문가집단 델파이 조사 문헌고찰 조직진단 이용자원조사
	사업의 실행가능성 (30)	3. 사업의 비용효과성 (효율성) 4. 자원의 이용 가능성 5. 수용성 6. 지역주민의 관심정도	

*YLL: Years of Life Lost due to premature death(조기사망으로 인한 건강 손실 년수)

표 3-3. 손상문제의 최종 우선순위 설정

(단위: 순위)

손상문제	손상문제의 크기(25)	손상문제의 심각성(25)	사업의 효과성(20)	사업의 실행가능성(30)	최종순위
운수사고	2	2	1	2	1
낙상	3	5	1	1	2
질식	7	7	3	4	6
익수	4	3	3	4	4
불/화염	6	6	3	3	5
자살/자해	1	1	6	6	3
타살/가해	5	3	7	7	7

표 3-4. 우선순위 손상문제의 발생장소 · 발생대상별 분류

발생장소 / 발생대상	가정	학교	도로	공통	산업장
영유아 (0~6세)	낙상				
아동/청소년기 (7~18세)		낙상	운수사고	자살	
성인기 (19~44세)			운수사고	자살	낙상 운수사고
장년기 (45~64세)	낙상			자살	
노년기 (65세 이상)	낙상				

4) 사업의 목적과 목표 설정

(1) 사업의 목적과 목표

사업의 목적(goal)이란 안전증진사업을 통해 궁극적으로 달성하고자 하는 바에 대한 서술이며, 목표(objectives)란 사업의 목적을 달성하기 위해 필요한 변화에 대한 서술이다. 목적은 장기적인 반면 목표는 구체적이고 단기적인 경우가 많으며 관리대상이 되므로 평가에 직접 활용되기도 한다. 사업 수행의 시간적 흐름에 따라 장기 목표(Long-term Objectives), 중기 목표(Intermediate Objectives), 단기 목표(Short-term Objectives)로 분류하기도 한다.

목표를 기술할 때는 언제까지, 무엇을, 어디서, 누구에게서(대상자), 얼마나 변화시킬 것인지를 구체적으로 기술하여야 한다. 이때 변화의 양은 다른 사업의 결과나 지금까지의 변화추세, 전문가의 의견을 바탕으로 결정한다. 그러나 이러한 목표를 구체적인 수치로 나타내지 않고 목표를 측정하기 위한 지표를 따로 만들기도 한다. 지표(indicator)란 측정 가능한 변수를 의미하는 것으로 목표가 달성된 정도를 측정하기 위한 수단으로 활용된다(배상수, 2004). 손상예방 프로그램 운영위원회에서 달성하고자 하는 구체적인 목표를 계량적 수치로 설정하는 것이 바람직하다.

(2) 사업의 목적과 목표 설정 사례: 충청남도 계룡시

기초자치단체로서 충남 계룡시의 시정 정책과 안전도시사업의 추진 방향을 고려해 볼 때 계룡시 안전도시사업의 목적과 목표는 〈그림 3-6〉과 같이 제시할 수 있으며 구체적인 목표와 전략은 다음과 같다(아주대학교, 2008b). 그러나 지역사회에 보다 더 적합한 사업의 구체적 목표를 설정하는데 있어서 계룡시라는 지역사회의 구성원 즉, 계룡시청 및 관내 유관기관 네트워크, 주민 대표 등과의 의견수렴을 통해 안전도시사업의 목적과 목표에 대한 지지적 동의를 확보하는 과정이 반드시 요구된다.

① **목표 1**

지속적인 사업추진을 통해 계룡시민의 손상발생을 감소시켜, 손상으로 인한 사회경제적 부담 감소 및 계룡시민의 삶의 질을 향상시킨다.

a. 전략 1: 지속적인 계룡시민의 안전도시사업에 대한 중장기 발전 계획을 수립한다.

b. 전략 2: 구체적이고 달성 가능한 사업 목표를 설정한다. 안전한 계룡 만들기 사업 추진에 있어 계룡시의 실정에 적합하면서 분명한 목표 설정을 위한 추가 논의가 요구된다. 2006년 손상사망율의 경우 시단위 자치단체 중 가장 낮은 순위를 나타내고 있으므로 손상사망을 "0"으로 하는 사업 목표를 설정하는 것도 가능할 것이다. 계룡시의 경우 인구가 적고, 지역이 넓지 않은 점들이 안전도시사업을 추진하는데 있어서 장점이 될 수 있다. 따라서 이러한 주민 중심, 지역사회 중심의 사업 특성을 고려하여 장점을 잘 활용할 수 있는 실천적 전략수립이 요구된다.

② **목표 2**

손상위험요인인 안전인식 및 행태, 환경요인에 대한 관리를 통해 잠재적 손상발생 위험요인을 사전 제거한다.

a. 전략 1: 손상예방 안전에 대한 지식습득, 태도 및 행태변화를 유도한다.

b. 전략 2: 손상과 안전에 대한 형평성을 고려하여 불안전한 환경에 대한 개선사업을 실시한다. 우선순위 고위험계층인 영유아 및 노인 이용시설(어린이공원, 경로당 등), 학교를 대상으로 하는 불안전 환경 개선사업을 위한 예산을 확보하고, 객관적으로 우선순위 사업 대상을 선정하여 사업을 추진한다.

③ **목표 3**

계룡시 안전증진을 위한 지지적 사회 환경을 구축한다.

a. 전략 1: 안전한 계룡 만들기 사업에 대한 지속적 홍보와 캠페인을 실시한다.

b. 전략 2: 관내 유관기관간의 지역사회 안전네트워크를 구축한다. 효율적인 사업수행을 위해서

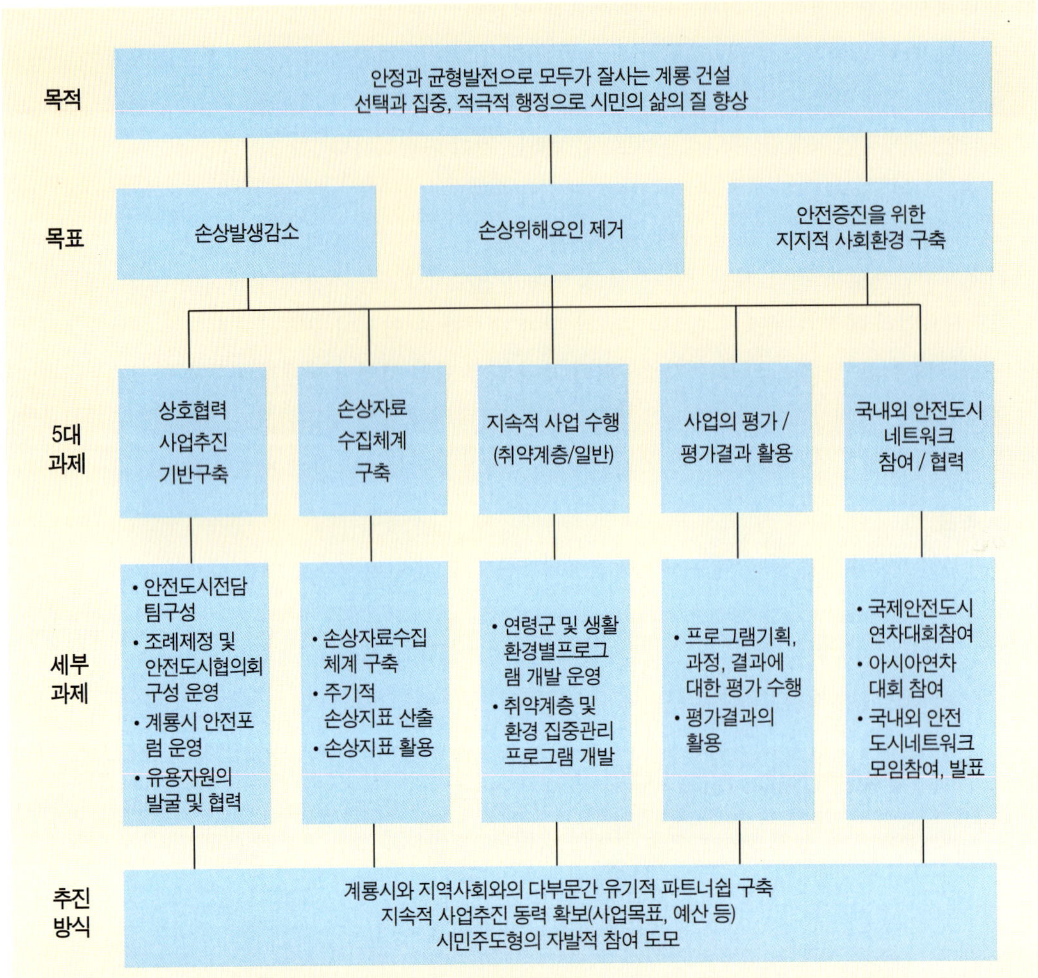

그림 3-6. 계룡시 안전도시사업의 목적과 목표

는 행정 및 유관기관과 시민단체간의 연계가 이루어져야 하는데 분야간 협력을 사업별 조례로 명시할 수 있도록 하고, 지역 특색에 부합하는 사업에 대한 예산을 책정할 수 있는 체제를 마련하는 것이 필요하다. 또한 안전도시 협의회의 설치기준 및 운영규칙 등의 법적 근거가 되는 지침의 제정 공포와 함께 자치단체의 자발적인 협의에 의해 협의회 운영의 기능강화를 도모한다.

c. 전략 3: 관내 가용 자원의 발굴 및 활용방안을 개발한다. 관계공무원의 역량강화, 교육을 통해 일선 손상예방사업 담당인력의 사업기획, 실행 및 평가능력을 배양하고, 안전도시사업의 목표 및 전략을 공유함으로써 사업의 기술향상을 통한 사업의 효율성 제고한다.

(3) 중장기 사업목표 수립의 사례: 강원도 원주시

사업의 진행단계를 시간적 흐름에 따라 단기, 중장기 목표로 설정하여 합리적으로 추진해야 하는데 원주시 안전도시사업의 단 · 중 · 장기 목표는 다음과 같다(아주대학교, 2006).구체적인 계량적 수치로서의 목표는 원주시라는 지역사회의 구성원들로부터의 의견수렴과정을 거쳐 설정되어져야 한다.

① 단 · 중기 목표 1

2007년까지 원주시 안전도시사업 추진을 위한 관내 인프라를 구축한다.

a. 전략 1: 원주시 안전도시사업 협의회와 실무 운영위원회 구성, 운영
b. 전략 2: 장기적 사업수행을 위한 조례 제정 및 인력, 예산 지원방안 모색
c. 전략 3: 지속적 손상자료 수집을 위한 체계 구축
d. 전략 4: 원주시 안전도시사업의 질 관리를 위한 평가 계획 수립

②단 · 중기 목표 2

2007년까지 원주시 안전도시사업 수행을 위한 관련 유관기관 및 원주시민의 역량을 강화한다.

a. 전략 1: 원주시청 및 유관기관, 시민 등 관내 각계 각층을 대상으로 국제안전도시사업에 대한 교육 및 홍보 실시
b. 전략 2: 구성원 역량강화를 위한 포럼을 개최한다.

③ 단 · 중기 목표 3

2008년까지 원주시민에게 손상예방 및 안전증진의 중요성과 손상위험인자에 대한 인지를 증가시킨다.

a. 전략 1: 원주시민 스스로 손상예방에 대한 관심을 가지고 적극적인 참여를 위한 지속적인 안전캠페인을 연중 실시
b. 전략 2: 아동 청소년을 대상으로 하는 안전한 학교 만들기 사업을 실시

④ 단 · 중기 목표 4

2008년까지 원주시 관내 손상위험 환경을 개선한다.

a. 전략 1: 가정 내 손상 위험환경 개선을 위한 부모교육 프로그램 실시
b. 전략 2: 고위험 환경인 경로당, 어린이 공원, 어린이집의 위험환경 개선
c. 전략 3: 읍 · 면 지역 보행 위험 환경 개선

⑤ 단 · 중기 목표 5

2010년까지 원주시민 중 손상 고위험집단의 손상 사망율을 감소시킨다.

a. 전략 1: 고위험계층인 노인 및 영유아의 가정 내 낙상사망률 감소를 위한 프로그램 실시
b. 전략 2: 노인 영유아, 아동의 운수사고 사망률 감소를 위한 프로그램 실시
c. 전략 3: 읍면지역 거주자의 운수사고 사망률 감소를 위한 프로그램 실시

⑥ **단 · 중기 목표 6**

2009년까지 안전도시 네트워크 구축을 위한 행정적 시스템을 구축한다.

a. 전략 1: 국제안전도시 지원센터와의 유기적 협력체계를 구축한다.

b. 전략 2: 국내 · 외 안전도시 네트워크에 가입하여 관련 정보를 공유하고, 국내외 안전도시 공인도시에 대한 벤치마킹을 통해 원주 안전도시사업에의 적용을 위한 발전방안을 모색한다.

⑦ **장기 목표**

- 원주시민의 안전한 행태로의 변화를 도모한다.
- 원주시민의 손상 사망율 및 발생율을 감소시킨다.
- 지속적인 사업추진을 통해 궁극적으로 원주시민의 삶의 질을 향상시킨다.

5) 프로그램 개발

(1) 손상의 역학적 인자 고려

프로그램 개발에 있어, 앞서 언급하였지만, 손상의 역학적 인자인 인적요소(host), 환경(environment), 매개체(agent) 세 가지 구성요소간의 상호작용을 고려하여야 한다. Haddon의 매트릭스를 활용하여 손상발생의 원인, 위험요인에 대하여 파악한 후 각각의 요인에 대한 해결방안을 모색할 수 있다(표3-5, 표3-6).

(2) 손상예방의 효과적 접근방법

교육, 환경개선, 규제강화 전략을 효과적으로 사용하여야 하는데 이때 한 가지 유의해야 할 사항은 프로그램의 접근환경과 접근대상에 대한 고려이다. 프로그램 수행환경은 손상이 발생된 환경과 항상 일치할 수는 없으며, 프로그램의 표적집단도 사업 목표 대상과는 구분되어야 한다. 사업의 목표 대상은 결과적으로 손상이 감소하게 되는 집단을 의미하고, 프로그램의 표적 집단은 사업 목표 집단의 손상 감소라는 의도한 결과를 가져오기 위해 접근하고자 하는 대상을 의미한다. 예를 들어 초등학생의 운수사고는 지역사회의 도로에서 많이 발생한다. 이러한 손상 문제를 해결하기 위해 접근할 수 있는 환경은 지역사회보다는 학교라는 환경을 이용하는 것이 더 효과적이다. 또한 영유아의 질식예방 프로그램에 있어 표적 집단은 사업의 목표 대상인 영유아가 아니라 영유아의 부모나 양육자가 된다는 점을 고려해야 한다(표 3-7).

표 3-5. 운수사고 원인 및 위험요인

시간	사람(host)	매개체/원인 (agent)	물리적 환경 (physical environment)	사회적 환경 (social environment)
사고전	• 어린이 특성 (충동/판단력 부족) • 알코올 섭취 및 약물중독 • 피로 • 시력 혹은 청력 약화 • 운전중 핸드폰 사용 • 연령, 심리상태 • 행동특성 • 음식 섭취	• 타이어 마모 • 정비 불량 • 차량규격제정 • 비잠금 제동장치 등	• 도로조건 열악 (급경사/급커브) • 야간 시야확보 어려움 • 도로구분 불법 주정차 • 보행자 보호장치	• 과적, 과속 • 법 규제위반/ 가벼운 처벌 • 올바른 차량 이용 인지 부족 • 통학버스 운전자 안전 불감증
사고 당시	• 아동 안전시트 미착용 • 오토바이 안전모 미착용	• 에어백 • 차량내 장착 물건 • 안전띠	• 접촉 환경 • 충격완화용 장애물	• 목격자 도움 부족 (신속한 신고)
사고후	• 건강 상태	• 폭발/화재		• 신속한 응급처치 부족

표 3-6. 운수사고—예방프로그램

시간	사람 (host)	매개체/원인 (agent)	물리적 환경 (physical environment)	사회적 환경 (social environment)
사고전	• Reflector 착용 • 보행 안전교육 • 70세 이상 노인 안전교육 프로그램 • 음주, 핸드폰 사용, 음식섭취 금지 • 운전자 교육	• 정기적인 정비 • 비잠금 제동장치 • 차량 규격 제정	• 안전한 보행환경 조성 • 통학로 스쿨존 규제 • 실버존 정비, 관리 • 도로조건 개선 • 자전거 도로 구분 • 야간 보행등 설치 • 고속도로의 중앙분리대 • 육교 설치 여부 • 속도제한	• 스쿨존 규제준수 • 과적, 과속 금지 • 안전한 차량이용 교육 (안전띠/아이 탑승위치 /안전시트장착 위치) • 통학버스 운전사 교육
사고당시	• 아동 안전시트 착용 • 오토바이 안전모 착용	• 에어백 장착 • 올바른 차량내 환경 조성 • 안전유리 • 안전띠	• 가드라인 설치 • 충격 흡수대 설치 • 충격 완화용 장애물 • 전신주, 가로등의 개선	• 목격자의 역할 홍보
사고후	• 응급처치 훈련	• 차량내 소화기 비치 • 충격 완화용 장애물 • 전신주, 가로등의 개선	• 사고 위험지역 안내	• 응급의료체계 • 외상처치체계 • 재활치료센터

표 3-7. 사업별 세부내용 사례

프로그램명	대상	방법	접근전략				접근 수준
			교육	환경공학	규제	평가	
안전도시 협의회	각 분야 관련 내외부기관 및 단체	조례제정, 회의			*		지역 사회
지역사회 안전모니터링	관내	위험요인에 대한 시민 신고		*	*		지역 사회
가정내 영유아 안전교육 (새부모 가정안전)	출생신고하는 부모	동사무소에서 관련자료 배부	*	*		*	조직 개인
가정방문 안전관리	방문보건사업대상자 및 영유아 보육시설	안전환경 점검		*			조직 개인
안전한 경로당 프로그램 (가정안전)	노인이용시설	미끄럼방지시설보수	*	*		*	조직 개인
자전거 안전모 착용하기 (도로안전)	기초자치단체 관내 학생, 학부모	안전모 착용교육	*		*	*	조직 개인 지역 사회
초등학교 책가방 반사표식 부착 (도로안전)	보행자 보호	책가방 반사표식 부착	*		*		조직 개인
안전한 통학로 만들기(도로안전)	보행자 환경개선	통학로 시설보수		*		*	조직 개인
안전한 놀이터 만들기(학교안전)	학교내 놀이터	놀이터 바닥, 기구 개보수		*		*	조직 개인
비상구 찾기 운동 (지역안전)	지역사회내 건물	환경개선, 인지유도		*	*	*	지역 사회
청소년 자살 역학조사 및 자살 예방프로그램 개발	관내 중 · 고등학생	설문 조사 및 프로그램 개발	*				지역 사회

(3) 안전도시사업의 필수 프로그램

필수 프로그램은 안전도시사업을 수행하는 모든 지역사회에서 반드시 추진해야 하는 기반구축사업이다. 먼저 해당 지역사회 내 안전도시 전담팀을 구성해야 하며, 전담팀을 주축으로 하는 각 지역사회 모든 구성원들의 안전도시사업에 대한 이해와 적극적 참여를 도모하는 역량강화 사업이 수행 되어져야 한다. 실제 안전도시사업의 방향성 설정과 사업의 평가를 위한 근거로 주기적인 손상지표를 산출 할 수 있는 프로그램이 운영되어야 한다.

(4) 안전도시사업의 일반 프로그램

일반프로그램은 해당 지역사회에서 우선순위로 설정된 대상 및 환경을 대상으로 빈번하게 발생하는 손상 예방을 목표로 한다. 연령에 따른 주요 환경별 지역사회 안전증진프로그램(안)과 손상기전별 접근전략 및 안전증진 프로그램은 다음과 같이 제시할 수 있으나(표 3-8, 표 3-9), 지역사회 특성을 반영한 프로그램으로의 보완이 필요하다(아주대학교, 2008a).

표 3-8. 연령에 따른 주요 환경별 안전증진 사업 프로그램 예

연령 / 장소	모든 연령	영유아 (0~6세)	초등학생 (7~13세)	청소년 (14~19세)	성인 (20~64세)	노인 (65세 이상)
가 정	• 주택화재 예방 프로그램 • 상해보험 가입 • 가정안전 가이드 라인 제공	• 안전목걸이 착용	• 안전목걸이 착용	• 취약계층 가스, 전기, 화재 점검		• 근력강화 운동 • 경로당 환경개선 사업 • 취약계층 가스, 전기, 화재 점검
도 로	• 안전한 보행환경 조성 • 운수사고 예방 사업	• 아동 안전시트의 장착관리	• 반사표식체 보급 • 안전한 통학버스 사업 • 자전거 인라인 안전모 착용	• 안전한 통학버스 사업 • 자전거 인라인 안전모 착용	• 오토바이 안전모 착용 • 안전띠 착용	• 실버존 정비 및 관리 • 반사표식체 보급
학 교			• 통학로 스쿨존 규제강화		• 여성건강안전 대학 • 안전아카데미	
작업장					• 농기계 안전 이용 관리 사업 • 어선 안전 이용 관리사업 • 근골격계 질환예방 • 외국인 노동자 안전교육	• 고령 근로자 손상예방
지역 사회	• 피서철 익수대비 안전사업 • 안전용품 good price 제도 • 실외공간 그늘막 설치 • 안전한 공연문화 형성 • 안전규격 표준화 제정 • 심폐소생술 및 응급처치 교육	• 보육시설 화재보험 가입 • 어린이집 안전주치의 제도 • 보육시설 점검	• 어린이 놀이터 관리 • 위험한 놀이시설 점검 • 놀이터 안전지킴이 배치	• 자살예방 홍보	• 자살예방 홍보 • 스포츠클럽 프로그램 • 민방위 교육사업 • 예비부모 안전 교육 실시	• 70세 노인운전자 안전교육 • 시력, 청력 검사 • 경로당 화재보험 가입 • 자살예방 홍보

표 3-9. 손상 기전에 따른 접근전략별 안전증진 사업 프로그램 예

기전전략	교육환경 개선 제도적 접근	환경개선	제도적 접근
운수사고	• 70세 이상 노인 운전자 안전교육	• 실버존 정비 및 관리 • 반사표식체 보급	• 안전한 통학버스 사업 • 농기계 안전 이용관리 사업 • 어선 안전이용 관리 사업 • 아동 안전시트 장착 규정 • 통학로 스쿨존 규제 강화 • 오토바이 안전모 착용 규정 • 운수사고 예방 사업 • 자전거 안전모 착용
낙상	• 근력 강화운동 (낙상예방체조)	• 경로당 환경개선 및 관리 관리	• 시력 및 청력 검사 제공
중독	• 농약보관방법에 대한 교육	• 약품용기 개선	
결식	• 영유아 부모 안전교육	• 안전목걸이 끈 사용	• 질식 유발제품 규제
익수	• 물놀이 전 익수 예방교육 • 물놀이 준비운동 교육 • 올바른 구조법 교육	• 피서철 익수대비 사업	• 익수 위험지역에 대한 관리
화상	• 주택화재예방 프로그램	• 취약계층 가정점검	• 보육시설/경로당 화재보험가입

6) 프로그램 세부 실행 계획 작성 및 프로그램 수행

다음 단계는 프로그램을 효율적으로 진행하기 위한 세부 실행계획을 작성하며, 실행에 관한 모니터링(monitoring)을 실시하는 것이다. 모니터링 결과 수행 중인 프로그램을 수정 · 보완해야 할 필요성이 있다고 검토되었다면 그 결과는 반드시 프로그램에 반영되어야 한다. 세부 실행 계획은 사업의 수행 단계별로 활동내용, 업무담당자, 장비시설 등 소요자원, 예산 등에 대한 계획을 작성하는 것이며 구체적인 사업 진행일정을 수립한다.

(1) 사례1: 가정안전사업 - 새부모 안전교육 프로그램 실행계획 작성

① **사업 내용**

- 가정내 영유아 손상발생의 감소를 위한 부모대상의 안전의식 교육

② **프로그램 운영위원회 구성**

- 프로그램 수행 주체: 보건소
- 프로그램 수행 협조기관: 시청(군청), 보건소, 안전도시지원센터

③목표 설정

- 가정내 영유아 손상예방에 대한 인식률을 높인다.
- 교육을 통해 부모의 안전행동에 대한 지식 및 실천율을 높인다.
- 가정내 영유아 손상 발생률을 감소시킨다.
- 가정내 영유아 손상 사망률을 감소시킨다.

④ 프로그램 대상자 설정

- 보건소를 방문한 만 3세 이하 영유아의 부모(보건소 등록자)
- 동사무소에서 출생 신고한 부모

⑤ 프로그램 구성 및 추진계획(그림 3-7)

- 수행자: 동사무소 출생신고 담당자, 보건소 영유아 건강관리 담당자, 보건교육 담당부서
- 지원: 사업담당자 교육 및 사업배부자료(가정환경 안전점검표, 영유아 및 가정안전 소책자)
- 홍보 및 교육접수: 가정안전 관련 자료 배부시 보건소 새부모 안전교육에 대한 홍보와 참여희망일 등록
- 교육실시: 해당 보건소내 (분기별 1회: 총 3회)
- 교육참여자 인센티브 제공: 안전용품 제공
- 프로그램 평가: 보건소 실시, 안전도시지원센터 지원

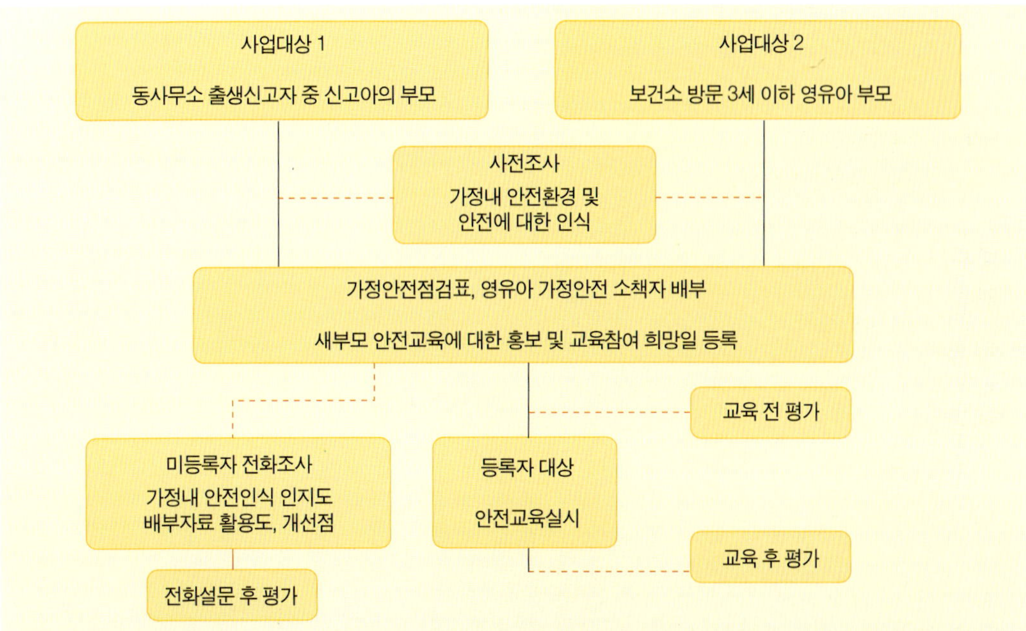

그림 3-7. 새부모 안전교육 프로그램 추진 모형

표 3-10. 새부모 안전교육 프로그램 실행계획

단계	프로그램 활동 내용	담당자	장비시설
준비	• 동사무소 출생신고자 중 신고아의 부모 추출 • 보건소 방문 만3세 이하 영유아 부모 추출	• 기초자치단체 동사무소, • 보건소 프로그램 담당자 의견 수렴하여 추출	
실행	• 가정안전점검표, 영유아 가정안전 소책자배부	• 안전도시지원센터 • 동사무소, 보건소	• 교육자료 제공
	• 새부모안전교육에 대한 홍보 및 교육참여 희망일 등록	• 기초자치단체 동사무소, 보건소 담당자	• 교육자료 배부
	• 미등록자 전화실시 • 충격흡수바닥재 설치	• 기초자치단체 동사무소, 보건소 담당자	• 설문지 제공 • 전화하기
	• 등록자 대상 안전교육실시	• 안전교육 담당자	
평가	• 가정내 안전환경 및 안전인식 사전 설문조사	• 안전도시지원센터 • 동사무소, 보건소 담당자	• 설문지 제공 • 설문지 배부 및 회수
	• 교육 후 평가	• 안전도시 지원센터 • 안전교육 강사 등	• 설문지 제공 • 설문지 배부 및 회수

표 3-11. 새부모 안전교육 프로그램 단계별 진행 일정

작업내용	일정(월)	3	4	5	6	7	8	9	10	11	12
준비	• 동사무소 출생신고자 중 신고아의 부모 추출 및 보건소 방문 만3세 이하 영유아 부모 추출										
실행	• 가정안전점검표, 영유아 가정안전 소책자배부										
	• 새부모 안전교육에 대한 홍보 및 교육참여 희망일 등록										
	• 미등록자 전화실시										
	• 등록자 대상 안전교육실시										
평가	• 가정내 안전환경 및 안전인식 사전 설문조사										
	• 교육 후 평가										

⑥ **평가**

—출생신고자, 보건소 방문자의 가정안전에 대한 인지도 사전조사
—보건소 안전교육 실시 전 · 후 평가
—전화 추후관리: 인지도, 자료 활용도, 개선점 등 평가
—프로그램 진행과정에 대한 평가: 체크리스트 제공

(2) 사례 2: 자전거 안전모 착용 프로그램

① **사업 내용:**

- 초등학생의 자전거 이용시 두부손상 감소를 위한 안전모 착용 유도

② **프로그램 운영위원회 구성**

- 프로그램 수행 주체: 기초자치단체의 보건소, 기초자치단체 내 각급별 5개교
- 프로그램 수행 협조기관: 구청, 관할 교육청, 보건소, 안전도시지원센터

③ **목표 설정**

- 자전거로 인한 두부 손상(head injury) 발생률을 줄인다.
- 두부 손상 사망률을 줄인다.
- 안전모 착용률을 높인다.
- 학부모 및 학생의 안전모 착용에 대한 인식률을 높인다.

표 3-12. 새부모 안전교육 프로그램 평가 항목

평가부문	평가지표 (예)
기획	• 프로그램 담당자 및 교육자의 인력 수 • 시설 및 장비의 구비성
수행	• 지속적인 모니터링(감시, 점검) 실시 —정기적으로 협의회 회의를 통해 프로그램 진행을 점검 —프로그램 진행확인을 위한 점검표(체크리스트)를 활용 — 전화 추후관리를 통해 인지도, 자료 활용도, 개선점 등 평가 — 강좌 참석자수 — 분기별 또는 월별 홍보물 배포수량 • 교육횟수/목표횟수
결과	• 설문지 회수율 및 응답률 • 안전교육담당자의 교육 이수율, 교육 건수, 적합성 (해당사업 수행기간, 사업관련 외부교육 회수) • 안전교육 담당자의 만족도 • 부모의 만족도 • 부모교육 프로그램에 참여 후 영유아 지식, 태도, 행위의 변화 정도

④ **프로그램 대상자 설정**

- 기초자치단체 관할 5개교 초 · 중 · 고등학교 학생

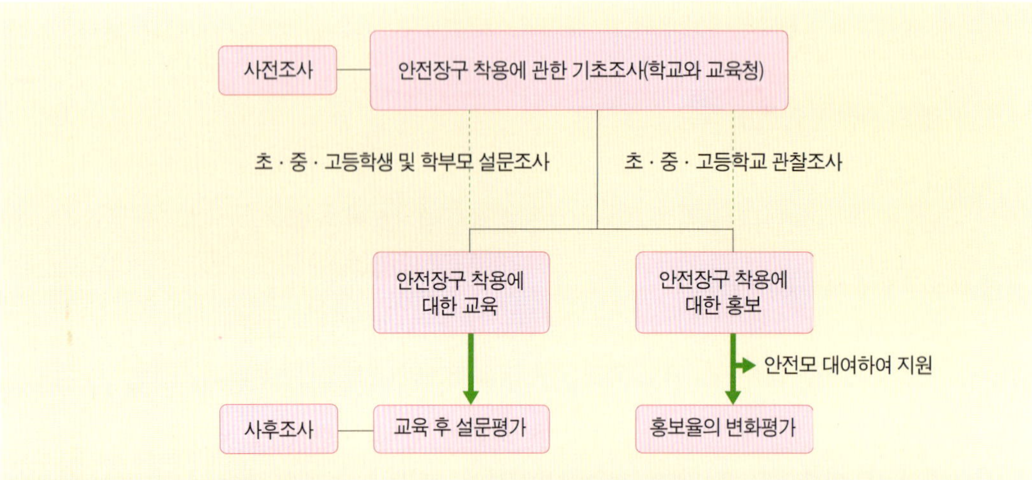

그림 3-8. 자전거 안전모 착용하기 프로그램의 추진 모형

표 3-13. 자전거 안전모 착용 프로그램 실행 계획(예시)

단계	프로그램 활동 내용	담당자	장비시설
준비	• 기초자치단체 관할 5개교 초 · 중 · 고등학교 추출 • 기초자치단체내 자전거대여소에서 대여용 안전모 구비(300개)	• 구청, 관할 교육청, 보건소 등의 지역 협의회가 의견수렴 • 안전교육 담당자	• 안전모
실행	• 홍보 및 교육을 실시 할 담당자 교육	• 안전도시지원센터	• 교육자료 제공
	• 안전모 착용에 대한 지역내 홍보사업 및 학교 중심의 교육사업 실시	• 안전교육 담당자	• 교육자료 배부
평가	• 안전모착용실태에 대한 초등학생 및 학부모설문조사	• 안전도시지원센터 • 학교 교사	• 설문지 제공 • 초등학생/학부모에게 설문지 배부
	• 중·고등학교의 자전거 통학학생 대상으로 안전모 착용실태 관찰조사	• 지역사회 안전증진연구소 • 안전교육 담당자 및 보건소 담당자	• 설문지 제공 • 관찰조사 후 설문지 기입
	• 홍보, 교육실시 후 안전장구 착용에 대한 인식 설문조사	• 안전도시지원센터 • 안전교육 담당자	• 설문지 제공 • 설문조사 실시
	• 홍보, 교육실시 후 안전장구 착용에 대한 착용률 관찰조사	• 안전도시지원센터 • 안전교육 담당자 및 보건소 담당자	• 설문지 제공 • 관찰조사 후 설문지 기입

⑤프로그램 구성 및 추진계획

- 수행자: 보건소 건강증진사업 담당자, 학교 교사, 안전도시지원센터
- 지원: 프로그램 담당자 교육 및 사업배부자료, 안전교육인력
- 프로그램 진행 절차
  - 안전장구 착용에 관한 기초조사: 3~4월 (표본추출)
  - 초등학생: 안전모착용실태에 대한 초등학생 및 학부모 설문조사(3,000명)
  - 중 · 고등학교: 자전거 통학 학생 안전모 착용실태 관찰조사
  - 안전모착용에 대한 홍보와 교육 실시: 5월(홍보, 교육), 9월(교육)
  - 기초자치단체내 자전거대여소에서 대여용 안전모 구비(300개)
  - 홍보와 교육실시 후 기초 조사와 동일한 방법으로 인식 및 실태 조사 실시(12월)
- 프로그램 담당자 교육대상: 보건소 건강증진 담당자, 각급 학교 교사
- 프로그램 평가: 관련부서 실시, 안전도시 지원센터 지원
  - 안전장구 착용에 대한 기초조사
  - 홍보, 교육 후 안전장구 착용에 대한 인식조사 및 착용률 조사
  - 프로그램 진행과정에 대한 평가: 체크리스트 제공

표 3-14. 자전거 안전모 착용 프로그램 단계별 진행일정

작업내용	일정(월)	3	4	5	6	7	8	9	10	11	12
준비	• 중 · 고등학교의 자전거 통학학생 대상으로 안전모 착용실태 관찰조사										
	• 기초자치단체내 자전거대여소에서 대여용 안전모 구비										
실행	• 안전모 착용에 대한 지역내 홍보사업 및 학교 중심의 교육사업 실시										
평가	• 안전모착용 실태에 대한 초등학생 및 학부모 설문 조사										
	• 홍보, 교육실시 후 안전장구 착용에 대한 인식 설문조사										
	• 홍보, 교육실시 후 안전장구 착용에 대한 착용률 관찰조사										

⑥ **평가**

표 3-15. 자전거 안전모 착용 프로그램 평가 항목

평가부문	평가지표 (예)
기획	• 프로그램 담당자 인력 및 교육자 수 • 시설 및 장비의 구비성
수행	• 지속적인 모니터링(감시, 점검) 실시 –정기적으로 협의회 회의를 통해 프로그램 진행을 점검 –프로그램 진행확인을 위한 점검표(체크리스트)를 활용 –전화 추후관리를 통해 인지도, 자료 활용도, 개선점 등 평가 –교육 실시 횟수 –안전모에 대한 홍보 자료 개발 –프로그램 협의회 및 관계자의 사업 협조도
결과	• 설문지 회수율 및 응답률 • 안전교육담당자의 교육 이수율, 교육 건수, 적합성 (해당사업 수행기간, 사업관련 외부교육 회수) • 지역협의회가 사업에 투입한 시간 비율 • 교육 전 · 후 안전모 착용률 • 홍보 실시율(홍보횟수/목표횟수) • 초 · 중 · 고 학생의 교육 만족도 • 학생 및 부모의 인지, 태도, 지식의 변화

7) 평가와 환류

(1) 평가의 중요성

평가의 목적에 따라 다르겠지만, 일반적으로 평가의 내용으로는 사업을 통해 무엇을 수행하였는지를 검토 · 분석하고 그 사업의 결과가 어떠한지, 사업의 성공 또는 실패이유를 분석한다. 이를 토대로 앞으로 사업(프로그램)을 어떻게 개선시킬 것인가, 사업(프로그램)을 다른 지역이나 다른 집단을 대상으로 실시할 것인가, 현재의 사업(프로그램)을 수정 · 보완하여 다시 수행할 것인가에 대한 검토를 통해 평가 결과의 활용성을 높이며, 이를 통해 사업 수행의 질도 향상시킬 수 있다.

안전도시사업에 대한 평가란 지역사회 안전증진사업에 관한 의사결정을 지원하기 위해 체계적으로 정보를 수집, 분석, 보고하는 과정으로서의 의미를 가지고 있으며, 이는 사업 관리자를 대상으로 하는 운영관리측면에서의 평가와 수행사업의 구조, 과정, 결과 등의 사업 효과측면에서의 평가로 구분할 수 있다. 안전도시사업진행 단계에 따라 구조평가(formative evaluation), 과정평가(process evaluation), 결과평가(outcome evaluation)로 구분되기도 하는데, 사업의 기획과정(현황분석)부터 시작하여 사업 실행 과정, 사업 종료 후 사업의 개선과 지속여부를 결정하기 위한 사항을 모두 포함하고 있어야 한다. 이러한 정기적 평가 결과는 사업담당자들이 자체적으로 사업을 평가하고 지속적인 개선활동을 수행하는데 도움을 줄 수 있다. 또한 객관적인 사업성과 평가에 활용되어 효과적인 예산지원 및 종합적 사업계획에 기여할 수 있다.

(2) 안전도시사업의 평가

국제안전도시사업의 공인제도 및 평가의 의미는 지속적인 사업수행에 대한 동기부여라는 측면에서 보는 것이 타당할 것이므로, 평가결과에서 부족한 부분에 대한 보완책을 사업 장기 계획안에 포함하도록 권고하고 있으며 이에 대해 다음 평가시(재공인시) 어느 정도 개선되었는지를 확인하고 있다.

안전도시사업의 특성상 장기간의 지속적 사업 수행이 필요함으로 인해 결과평가가 쉽지 않은 점을 고려한다면 안전도시사업의 과정평가에 더 많은 중점을 두어야 한다. 과정평가는 사업이 추진되는 동안 실제로 행해진 절차에 대한 평가이고, 프로그램이 목표와 일치하게 진행되고 있는지 등을 평가하는 것이며 결과평가는 사업의 효과에 대한 평가이다. 선행 연구에 의하면 사업의 기획과 수행과정이 일정한 기준을 충족시킨다면 이상적인 경우 초기에 기대한 결과 목표치의 약 99.9%를 달성할 수 있는 확실성을 예측할 수 있다고 하였으며, 시간적으로 더 빠른 시간내에 기대된 결과를 달성할 수 있다고 한다(서영준, 2002). 그러므로 이러한 사업의 질 관리를 위한 평가를 통해 사업의 타당성, 수행과정의 적합성, 수행결과의 효율성 및 효과성, 그리고 사업 수행결과의 장기적 영향 등을 파악하고, 사업 수행의 객관적 의의를 재확인하며, 차후 수행되는 사업의 계획 및 실행에 중요한 참고 자료로 활용할 수 있어야 하겠다.

① 안전도시사업의 효과 평가

국제 안전도시사업에 있어 손상의 발생규모 및 특성을 객관적으로 파악하여 손상 위험요인 및 예방정책 개발을 위한 기본적인 지표들이 요구되는데, 이러한 지표들은 손상예방 및 안전증진정책이 의도한 목표를 어느 정도 달성했는지의 효과성을 파악하고 측정하기 위한 기준으로서의 기능과 함께 향후 정책의 기본방향 및 정책목표 설정의 근거로 활용된다. 이는 안전도시 공인절차와 관련하여 공인신청서 제출 시, 재공인신청서 제출 시 포함하여야 하는 지역사회 손상지표와 동일한 내용이다.

안전도시사업의 효과평가지표는 사업 수행의 최종 결과(outcome)로서 산출하고자 하는 지표로 크게 손상사망지표, 손상발생지표, 손상위험요인 지표로 구성하였다(표 3-16~ 표 3-18). 이를 기준으로 하여 지역사회 안전증진사업의 목표에 적합한 지표를 선택하여 활용할 수 있다.

② 안전도시사업의 운영 관리 평가

안전도시사업의 운영관리에 대한 평가지표는 형성평가(구조평가), 과정평가, 결과평가 지표로 구성되었다(표 3-19). 형성평가(formative evaluation)는 프로그램이 본격적으로 수행되기 이전에 프로그램의 원활한 수행전략 개발을 위해 이용되어지는 것으로 일반적인 보건사업 평가의 틀에 있어서 구조평가와 과정평가 중 기획과정에 대한 영역이 이에 해당된다. 인적 · 물적 자원 등 사업수행을 위한 구조적 측면과 사업의 수행조직, 기획관련 정보의 제공, 사업기획의 적절성에 대한 평가영역으로 구성되었다. 사업기획의 적절성은 계량화된 사업목표와 명확한 표적집단, 효과적인 프로그램의 선택,

표 3-16. 손상사망지표

단위: 인구 10만명당 명

<table>
<tr><th colspan="3">구분</th><th>지표</th></tr>
<tr><td rowspan="15">사망</td><td colspan="2" rowspan="3">모든 손상</td><td>손상 사망률</td></tr>
<tr><td>성별 손상 사망률</td></tr>
<tr><td>연령별 손상 사망률</td></tr>
<tr><td rowspan="7">비의도적</td><td>전체</td><td>비의도적 손상 사망률</td></tr>
<tr><td>운수사고</td><td>운수사고 사망률
보행자 운수사고 사망률
어린이 운수사고 사망률
노인 운수사고 사망률</td></tr>
<tr><td>낙상</td><td>낙상 사망률
노인 낙상 사망률</td></tr>
<tr><td>화상</td><td>화상 사망률</td></tr>
<tr><td>익수</td><td>익수 사망률</td></tr>
<tr><td>중독</td><td>중독 사망률</td></tr>
<tr><td colspan="2" style="display:none"></td></tr>
<tr><td rowspan="3">의도적</td><td>전체</td><td>의도적 손상 사망률</td></tr>
<tr><td>자살</td><td>자살 사망률
청소년 자살 사망률
노인 자살 사망률</td></tr>
<tr><td>타살</td><td>타살 사망률</td></tr>
</table>

표 3-17. 손상발생지표

<table>
<tr><th colspan="3">구분</th><th>지표</th></tr>
<tr><td rowspan="10">입원</td><td colspan="2">모든 손상</td><td>손상으로 인한 입원율
성별 손상으로 인한 입원율
연령별 손상으로 인한 입원율</td></tr>
<tr><td rowspan="5">비의도적</td><td>전체</td><td>비의도적 손상으로 인한 입원율</td></tr>
<tr><td>운수사고</td><td>운수사고로 인한 입원율
보행자 운수사고 입원율
어린이 운수사고 입원율
노인 운수사고 입원율</td></tr>
<tr><td>낙상</td><td>낙상으로 인한 입원율
노인 낙상 입원율</td></tr>
<tr><td>중독</td><td>중독으로 인한 입원율</td></tr>
<tr><td>충돌/부딪힘</td><td>충돌/부딪힘으로 인한 입원율</td></tr>
<tr><td rowspan="3">의도적</td><td>전체</td><td>의도적 손상으로 인한 입원율</td></tr>
<tr><td>자해</td><td>자살시도로 인한 입원율</td></tr>
<tr><td>폭행</td><td>폭력, 가해로 인한 입원율</td></tr>
</table>

표 3-17. 손상발생지표(계속)

<table>
<tr><th colspan="3">구분</th><th>지표</th></tr>
<tr><td rowspan="9">응급실 이용</td><td colspan="2">모든 손상</td><td>손상으로 인한 응급실 방문율
성별 손상으로 인한 응급실 방문율
연령별 손상으로 인한 응급실 방문율</td></tr>
<tr><td rowspan="5">비의도적</td><td>전체</td><td>비의도적 손상으로 인한 응급실 방문율</td></tr>
<tr><td>운수사고</td><td>운수사고로 인한 응급실 방문율
보행자 운수사고 응급실 방문율
어린이 운수사고 응급실 방문율
노인 운수사고 응급실 방문율</td></tr>
<tr><td>낙상</td><td>낙상으로 인한 응급실 방문율
노인 낙상 응급실 방문율</td></tr>
<tr><td>중독</td><td>중독으로 인한 응급실 방문율</td></tr>
<tr><td>충돌/부딪힘</td><td>충돌/부딪힘으로 인한 응급실 방문율</td></tr>
<tr><td rowspan="3">의도적</td><td>전체</td><td>의도적 손상으로 인한 응급실 방문율</td></tr>
<tr><td>자해</td><td>자살시도로 인한 응급실 방문율</td></tr>
<tr><td>가해</td><td>폭력/가해로 인한 응급실 방문율</td></tr>
<tr><td rowspan="14">의료기관 이용</td><td colspan="2" rowspan="6">모든 손상</td><td>손상으로 인한 의료기관 이용률</td></tr>
<tr><td>성별 손상으로 인한 의료기관 이용률</td></tr>
<tr><td>연령별 손상으로 인한 의료기관 이용률</td></tr>
<tr><td>산업재해로 인한 의료기관 이용률</td></tr>
<tr><td>농작업재해로 인한 의료기관 이용률</td></tr>
<tr><td>교육활동 중 손상발생으로 인한 의료기관 이용률</td></tr>
<tr><td rowspan="5">비의도적</td><td>전체</td><td>비의도적 손상으로 인한 의료기관 이용률</td></tr>
<tr><td>운수사고</td><td>운수사고로 인한 의료기관 이용률
보행자 운수사고 의료기관 이용률
어린이 운수사고 의료기관 이용률
노인 운수사고 의료기관 이용률</td></tr>
<tr><td>낙상</td><td>낙상으로 인한 의료기관 이용률
노인 낙상사고 의료기관 이용률</td></tr>
<tr><td>중독</td><td>중독으로 인한 의료기관 이용률</td></tr>
<tr><td>충돌/부딪힘</td><td>충돌/부딪힘으로 인한 의료기관 이용률</td></tr>
<tr><td rowspan="3">의도적</td><td>전체</td><td>의도적 손상으로 인한 의료기관 이용률</td></tr>
<tr><td>자해</td><td>자살시도로 인한 의료기관 이용률</td></tr>
<tr><td>폭행</td><td>폭력/가해로 인한 의료기관 이용률</td></tr>
<tr><td rowspan="2">경손상/ 의료이용/ 불분명</td><td colspan="2">관내 발생 교통사고</td><td>교통사고 손상발생률</td></tr>
<tr><td colspan="2">관내 교육활동 발생 손상</td><td>교육활동으로 인해 발생한 손상발생률
성별, 학년별, 손상의도기전별 발생률</td></tr>
</table>

표 3-18. 손상위험요인 지표

구분	지표	
손상위험 행태	• 운전시 안전띠 착용률 • 승용차 앞좌석 안전띠 착용률 • 음주운전 경험률 • 승용차 소아보호장구 착용률 • 오토바이 안전모 착용률 • 자전거 안전모 착용률 • 인라인스케이트 안전모 착용률	
손상위험 환경	가정	• 가정내 안전환경 종합 점수 • 가스누출감지기 보유율 • 연기감지기 보유율 • 자동소화장치(스프링쿨러) 보유율 • 구급함 보유율
	어린이집/ 유치원	• 시설내 안전환경 종합 점수 • 가스누출감지기 보유율 • 화재경보기 보유율 • 연기감지기 보유율 • 자동소화장치(스프링쿨러) 보유율
	경로당	• 시설내 안전환경 종합 접수 • 가스누출감지기 보유율 • 화재경보기 보유율 • 연기감지기 보유율 • 자동소화장치(스프링쿨러) 보유율 • 구급함 보유율
	놀이터 /어린이 공원	• 시설 안전환경 종합 점수
	도로	• 관내 교통사고 다발지역
	학교	• 교육활동 중 손상다발 장소유형
안전인식	• 주관적 인식도(읍면동별) • 생활영역별 안전인식도(읍면동별)	

구체적인 프로그램 실행계획 및 추진일정의 작성 등에 대한 사항을 측정한다.

과정평가(process evaluation)는 사업이 실제 계획된 대로 프로그램의 활동과 전달이 제대로 수행되는지 등의 관리과정을 평가하는 것이다. 과정평가에서 사용되어지는 영역은 사업의 노출정도(exposure) 즉, 표적집단 및 대상기관의 참여정도, 인적 물적 자원의 전달과 활용, 수행과정에 대한 모니터링이 이에 해당되는데 과정평가를 통해 사업수행의 문제점을 조기에 발견하고 바람직한 방향으로의 수정을 시도할 수 있다. 과정평가 지표는 사업담당자의 적합성과 사업 모니터링 등으로 설정하였다. 사업담당자의 적합성은 사업담당자의 교육훈련 즉, 관련 교육 이수 여부 등을 측정하고자 하며, 모니터링은 사업 진행상황 확인을 위한 계획보유여부, 모니터링 수행결과의 문서화, 사업담당자 및

표 3-19. 사업운영관리 평가지표

대영역	평가영역	평가지표	항목	측정지표
형성평가 (formative)	자 원	인력자원	3	사업담당 전담인력 보유 여부 전담인력의 역할과 책임 명시 보건소외 지역사회조직 및 인력 활용 계획
		시설, 장비	4	사업수행에 필요한 시설 지역사회의 시설 활용 계획 사업수행에 필요한 장비 지역사회의 장비 활용 계획
		재정	1	사업수행에 필요한 예산 확보율
	기 획	사업수행 조직	3	기획과 전략개발을 위한 전담자 보유 여부 안전도시 위원회의 사업기획과정 참여정도 사업 실무운영위원회의 사업기획과정 참여 정도
		사업관련 정보 제공	2	해당사업에 대한 기존 문헌 고찰 수행 여부 주민의 손상현황 분석자료의 활용 여부
		사업내용의 적절성	5	계량화된 사업목표 명확한 표적 집단 사업 실행 계획 및 추진 일정 사업 후 기대효과 소요 예산에 대한 비용효율성 고려여부
과정평가 (process)	사업 관리	사업담당자 교육훈련	1	사업담당자의 사업 관련 교육 이수 정도
		모니터링	4	사업진행상황의 모니터링을 위한 계획보유 여부 사업진행상황의 모니터링 수행 및 문서작성 및 보관 사업담당자 및 관계자의 정기적인 상호 진행상황 보고 및 평가 여부 진행상황에 따라 사업내용의 수정 가능성
결과평가 (outcome)	효과	수행사업 결과평가	1	수행사업별 목표 달성도(프로그램마다 다름)
	만족도	사업담당자 만족도	8	사업 수행 여건, 인력, 시설, 장비, 책임감, 권한, 재정지원, 사업에 대한 전체적인 만족도
		사업대상자 만족도	6	사업 참여의 편리성, 지리적 접근성 사업 제공 담당자의 전문성과 친절도 프로그램의 유용성, 사업전반에 대한 만족도 사업의 재이용의사

관계자의 정기적인 상호 진행상황 보고 및 평가여부, 진행상황에 따른 사업보완 · 수정 가능성 등을 통해 측정한다.

결과평가(outcome evaluation)는 프로그램의 목표와 관련하여 기대되는 결과를 산출하는 프로그램의 효과성을 평가하는 것이다. 결과는 매우 다양한 형태로 측정가능한데 간단한 설문지나 자기기록식 평가부터 독립적인 관찰이나 사전조사와 사후조사와 같은 복잡한 역학적 연구가 필요하기도 하다. 결과평가 지표는 효과 평가영역과 만족도 평가영역으로 구분하였다. 효과성 지표는 실제 사업 수행과 관련된 평가로서 각 사업별로 미리 설정된 지표로 평가 가능하며 사업별 목표달성 정도를 평가할 수도 있다. 만족도 지표는 사업 대상자와 사업 담당자의 만족도가 높으면 동기부여가 잘 되어 사업 수행의 결과도 좋아진다는 선행 연구를 근거로 하여 설정하였으며, 이들 사업 담당자와 사업 대상자의 만족도는 본 사업의 결과에도 직접적으로 영향을 미칠 뿐만 아니라 평가 이후 사업의 개선 또는 지속적 추진을 위해서도 필수적인 항목이다. 사업 담당자에 대한 만족도는 사업수행 여건에 대한 전반적인 항목과 사업 담당자로서의 책임과 권한에 대한 항목, 사업에 대한 전체적인 만족도를 측정한다. 사업 대상자에 대한 만족도는 사업 참여의 편리성, 지리적 접근성, 사업 제공 담당자의 전문성과 친절도, 프로그램의 유용성, 사업에 대한 전반적인 만족도에 대해 측정한다.

이러한 안전도시사업의 추진절차를 국제안전도시 공인기준에 따라 적용해 보았을때 지역사회에서 국제안전도시공인기준에 근거하여 추진해야 하는 구체적인 사업내용은 〈표 3-20〉과 같다.

3. 국제안전도시사업의 향후 발전방안 및 기대효과

국제안전도시사업은 시작부터 중장기 계획을 갖고 지속적으로 사업을 수행하여야 한다. 기존에는 각 기관별로 중복되는 사업도 일부 있었으며, 시스템적 접근이 아닌 단일 전략 위주의 사업이나 일회성 사업에 치중해 온 특성이 있었으나, 안전도시사업 수행을 통해 손상감소라는 긍정적 결과를 도모하기 위해서는, 지역사회 손상발생현황 파악 결과를 기반으로 하는, 지역특성에 적합하고, 우선시 되어야 할 사업을 선별하여 효과적으로 집중적 사업을 추진하여야 한다.

또한 다른 사업과 달리 안전도시사업은 자치단체의 의지를 기반으로 하는 하향식 접근방법과 지역사회의 참여를 기반으로 하는 상향식 접근방법을 공동의 기본 개념으로 하고 있기 때문에, 보다 안전한 지역사회를 조성하기 위한 지역사회 및 지역사회구성원들의 사업에 대한 이해와 적극적인 참여가 매우 중요하며, 광역 또는 기초자치단체의 모든 부서 및 유관기관이 '지역사회 주민의 손상예방 및 안전증진' 이라는 공통의 목표를 향해 각자의 역할을 효율적으로 분담하여 수행하는 체제가 마련되어야 한다. 국제안전도시 사업 수행을 통해 안전에 관한 전 세계적 기준(global standard)에 부합하는 선진 안전 시스템의 도입, 지역사회 주민의 삶의 질 향상이라는 목표 달성, 선진 안전문화 정착의 도모, 지역사회의 대내외적 안전 이미지 제고 및 선진사회로서의 국제적 위상 정립할 수 있는 기회를 갖게 될 것이다.

표 3-20. 국제안전도시공인기준에 따른 사업 추진

	공인기준	사업내용
1	지역사회내 안전증진에 책임이 있는 각계각층의 상호협력기반이 있는가	• 시(군, 구)청내 행정 네트워크 구축 • 안전도시 협의회 및 실무위원회 구성 • 관련 담당자 역량강화 교육 및 연수 지원 • 공감대 형성 • 안전도시사업 조례제정 • 사업담당 전담인력 확보 • 사업예산 확보
2	모든 연령, 환경, 상황에 대한 장기적이고 지속적인 프로그램이 있는가	• 단기, 중기, 장기의 목표설정 • 계량화된 사업 목표설정 • 사업 우선순위 설정 • 지역사회 안전증진사업 파악 • 지속적 사업 수행
3	고위험 연령, 고위험 환경 및 손상 고위험 계층의 안전을 증진시키는 것을 목표로 하는 프로그램이 있는가	• 고위험 연령, 환경, 계층 파악 • 지속적 사업 수행
4	손상의 빈도나 원인을 규명할 수 있는 프로그램이 있는가	• 지역사회 손상 지표 산출
5	프로그램의 적용과정 및 효과를 평가할 수 있는가	• 과정평가 · 결과평가 • 사업 효과평가 • 운영관리 평가
6	국내외적으로 안전도시 네트워크에 지속적으로 참여하고 있는가	• 국내 안전도시 네트워크 가입 • 국제 및 아시아 안전도시 연차대회 참석 및 사업 발표 • 안전도시지원센터와 협약 및 연차보고서 제출

chapter 04

지역사회 안전증진 사업의 실제

Practice on Community Safety Promotion

지역사회 안전증진사업의 실제를 소개하기 위해 본 장에서 2008년 5월까지 국제안전도시네트워크 공인도시에서 수행되고 있는 다양한 손상예방 안전증진 프로그램들을 국가별 자치단체별로 사업대상 인구와 손상예방 프로그램의 영역-가정안전, 교통안전, 산업장안전, 스포츠 레져안전, 학교안전 및 지역안전-으로 구분하여 요약 정리하였다 (표 4-1~표 4-6).

또한 2008년 7월 현재 국제안전도시네트워크 현황, 안전도시선언문, 송파구 안전도시 영문공인신청서 사례를 부록으로 수록하였다 (부록 1~부록 3).

최신 국제안전도시네트워크 현황과 각 프로그램에 대한 상세한 정보 등 사업 실무에 필요한 정보를 원할 경우 세계보건기구 지역사회안전증진협력센터 등 관련 기관의 홈페이지를 이용할 수 있다.

▶세계보건기구 폭력 및 손상예방 분과 (WHO, Division of Violence & Injury Prevention)
http://www.who.int/violence_injury_prevention/en/

▶세계보건기구 지역사회안전증진협력센터
http://www.phs.ki.se/csp

▶국제 안전도시 공인센터 네트워크
http://www.phs.ki.se/csp/who_certifying_centres_network_en.htm

▶국제 안전도시 지원센터 네트워크
http://www.phs.ki.se/csp/who_affiliate_centers_members_en.htm

▶국제 안전도시 네트워크 각 도시별 자료
http://www.phs.ki.se/csp/who_safe_communities_network_en.ht

▶손상 및 안전 관련 기관 링크자료
http://www.phs.ki.se/csp/who_links_en.htm

표 4-1. 가정안전 프로그램

국가	도시	대상자	사업내용
스웨덴	Töreboda	전연령	• 이웃 관찰 그룹, 노인을 위한 무료 노래교실, 거주자를 위한 안전모임, 정보 광고 전단과 강연 • 아파트 서비스: 환기, 전기, 화재, 엘리베이터 점검
대만	Alishan	전연령	• 자가 발전소 체계 점검과 개선: 잠재적인 위험의 제거를 위하여 고위험 그룹과 환경 보호, 취약 그룹을 위한 안전 증진을 위하여 실행
대만	Fong-bin	65세 이상	• 욕실 안전 점검과 개선 프로그램 : 노인 손상의 가장 일반적인 장소가 욕실로 발견됨 : 노인들의 욕실 시설과 환경을 개선 지원 : 자원이 제한되어 있기 때문에 혼자 사는 노인들의 욕실에 첫 번째로 설치
홍콩	Tai Po	0~14세	• 안전하고 건강한 지역 계획 : 지역 거주자들의 네트워크를 통하여 지역 거주자들 사이에 가정 안전과 건강한 생활양식을 증진시키고자 함 • Tai Po 안전과 양질의 건물 관리 : 건물 안전과 점검, 화재 설비와 장비 점검, 안전 서비스, 소유지 주위의 청결, 인정받지 않은 건물 구조의 건설 • 포괄적인 가정 안전 팜플릿 : 화재 안전 tips, 전기 기구의 안전한 사용, 도시가스 안전 tips, 가정 안전 tips, 일반적인 응급처치 가이드라인, 노인을 위한 가정 안전 tips, 유아와 아이들을 위한 가정 안전 tips, 응급 시 연결 번호 제공
		65세이상	• 추위를 대비하는 지역사회 프로젝트(노령자와 혼자 사는 노인을 위한 프로젝트) : 전문적인 자원봉사자들로 구성되는 응급 방문 팀은 기온이 갑자기 떨어졌을 때 저녁에 노인 방문, 의료 시설, 따뜻한 수프와 옷 등을 가져다 줌
이스라엘	Raanana		• 가정 위험 요소의 확인과 개보수를 포함하는 노인을 위한 가정 안전 체크리스트
		0~14세	• 가정 안전 가이드 : 손상을 위한 응급 처치와 비상 전화번호는 준비되고 모든 가정에 보내질 예정
		65세이상	• 낙상예방프로그램 : 노인 그룹을 위한 강연 : 균형 평가
이스라엘	Raanana	65세이상	: 가정 안전 : 가정 안전 전부 : 시력과 청력 적격 심사
보스니아 헤르체코비나	Knojic	0~14세	• 공중보건 간호사는 가정방문과 상담을 통해 신생아가 있는 부모들에게 정보 제공 • 장비의 여러 가지 종류를 이야기하고, 체크리스트 재검토, 어린이들의 성장에 관련된 사고의 위험에 대해 그들의 정보를 보여주는 것과 함께 첫 번째 가정방문 이후 부모와의 토의를 4번 개최

표 4-1. 가정안전 프로그램(계속)

국가	도시	대상자	사업내용
노르웨이	Kvam	0~14세	• 부모들은 다양한 통합된 안전 교육 프로그램 경험: 낙상, 질식, 화재, 중독, 익수, 자동차 안전으로 기인하는 사고의 위험 • 건강 클리닉: 부모들에게 안전 장비와 구입하는 방법에 대한 정보 제공
노르웨이	Bergen	0~14세	• 공중보건 간호사들은 아이들이 태어났을 때 가정방문과 상담을 통해 부모에게 영 · 유아 안전정보 제공 • 처음 가정방문에서 아이들 발달과 관련된 사고의 위험에 대해 정보 제공, 체크리스트 재검토, 장비의 다양한 종류에 대해 얘기한 후에 4회 부모와 회의 • 보호시설의 화재 사건의 개인적인 안전(제휴프로젝트 실행)
		65세 이상	• 가정 간호 : 거주자에게 발생한 사고나 최근의 사고 기록 유지 : 의자로부터의 낙상을 예방하기 위하여 그들 스스로의 절차를 가짐
에스토니아	Rapla County	65세 이상	• 가정방문 사회적 직원: 사고의 위험을 줄이기 위하여 문제를 발견하고 모든 가능한 관련된 장소를 기록 • 가정 체조에 대한 책자: 낙상예방
호주	Mackay/ Whitsunday	65세이상	• 건강한 가정 파티 프로그램 실행 : 낙상 예방 프로그램 동료 교육에 근거한 지원자 (55세 이상을 대상으로)
노르웨이	Vågå kommune	0~14세	• 고위험집단인 어린이와 노인의 가장 공통적인 가정에서의 사고는 보건소와 mentioned actions의 정보를 통해 예방
		65세이상	• 간호사들의 방문간호로 제공되는 75세 이상의 모든 노인을 위한 특별한 프로그램 : 체크리스트 • 69 item으로 구성
노르웨이	Hoyanger	0~14세	• 보건소에는 소책자(팜플렛) 배치 : 가정에서의 안전예방을 위한 부모교육 & 어린이안전장비에 대한 정보 • 화재안전에 대한 영화관 광고방송에서 정보제공
노르웨이	Klepp Municipality	65세이상	• 가정에서의 사고예방을 위한 프로그램 1. 70세 이상의 모든 노인에게 자동차면허증을 갱신하기 위하여 의사가 방문 : 가정환경 적응을 위한 조언 및 안내 : 잠재적인 낙상 위험을 입증하고 실제적인 해결책 제안 : 매년 70세 생일을 맞은 100명의 노인 건강진단 실시 : 사고통계 · 80세 이상의 노인이 가정사고 증가 2. 낙상이후 임상 의사나 물리치료사 방문 : 낙상의 위험을 입증, 낙상예방을 위한 행동 패턴을 지시, 체크리스트제공 3. 예방방법 초점
노르웨이	Ski Municipality	0~14세	• 어린이 보건소: 부모들에게 사고예방에 대한 정보제공 • safe week: 대중을 위한 캠페인 : 개인이나 안전이 요구되는 그룹이 대상

표 4-1. 가정안전 프로그램(계속)

국가	도시	대상자	사업내용
노르웨이	Fredrikstad	• 0~7세 • 0~6개월 • 6~12개월 • 2~4세 • 4~7세	• 부모들에게 가정, 레저, 교통안전에 관한 정보제공 • 낙상사고예방, 장난감, 장비, 목욕 안전 • 낙상사고예방, 화재, 중독, 운송안전 • 실내와 실외 안전, 교통안전, 바다 안전, 농장에서의 사고예방 • 가정사고 예방, 실외안전(놀이터, 교통, 여가활동)
노르웨이	Larvik	65세이상	• 사고와 손상을 피하기 위한 노인 특별 프로그램 : 가정안전정보 : 미끄러운 표면을 위해 모래 무료 제공(65세 이상) : 따뜻한 가정을 위한 장작 무료 제공(65세 이상)
대한민국	Suwon	0~14세	• 새 부모 프로그램 : 어린이의 손상을 예방하고자 부모들을 교육시키는 프로그램으로 자치구 보건소에서 수행함. 또한 부모들에게 손상에 대한 응급처치 정보 및 예방하는 방법을 강의하고, 소책자도 배포
		65세이상	• 미끄러짐 방지 양말 보급 : 한국의 가정구조는 서구와는 달리 미끄러운 바닥재를 사용하고 있으므로 미끄럼 방지를 위한 양말은 효과적인 사업이 될 것으로 판단하여 경로당과 홀로 사는 고령자에게 양말 보급하였으며, 확대 시행할 계획
노르웨이	Stovner	전연령	• 지역 보건부 : 운동그룹의 지도자들을 위한 훈련제공 : 낙상예방에 대한 정보제공 : 의사, 간호사, 직업치료사, 물리치료사에 의한 과정 제공 • 가정관리서비스 : 식품 카드시스템 사용(노인에게 공통적으로 관계된 영양실조, 비타민/미네랄 부족으로 인한 예방사업)
호주	Melbourne	0~14세	• Forward Plan for Families and Children(1999) 심의회 : 가족들과 어린이를 위해 거주하기 적합한 주거지를 지원 : 가족과 어린이의 참여를 장려 : 가족과 어린이의 특정 요구를 충족시킬 수 있는 서비스를 지원
캐나다	Fort McMurray	전연령	• Neighbourhood inspection(이웃시찰) : 매년 도시에서 실시 : 잠재적 위험요소를 점검하기 위한 것
스웨덴	Municipality of Falköping	0~14세	• 체크리스트 : Children Care 센터—신생아 부모에게 체크리스트 제공(가정환경안전) : 가족보건센터는 부모의 교육 제공
		65세이상	• 체크리스트: 가정에서의 손상감소를 위한 안내 • 정보제공 : 가정에서의 화재예방과 노인낙상을 줄이기 위한 정보 제공 : 몇 개의 작은 안전용품으로 구성된 패키지 제공

표 4-1. 가정안전 프로그램(계속)

국가	도시	대상자	사업내용
미국	Springfield	0~14세	• 안전하게 아이 돌보기 • 범죄예방프로그램 • 가정안전, 화재예방, 중독예방에 관한 교육 및 정보제공 • 안전한 유아침대
미국	Omaha	전연령	• 가족 안전의 날 • 안전한 가정, 안전한 상점 • 낙상예방 키트 • balance training • 가정내 안전을 위한 간단한 변경 DVD 제작, 배포 • 그림 및 포스터 대회 • 안전전시회 • 노인 타이치 교육
이란	Kashmar	전연령	• 안전한 가정 대회 • 화재, 법률 강화 • 노인낙상예방 매체 캠페인 • 사고예방교육 및 취약지역 확인 • 재난예방 • 안전 전시회 • 보건종사자 가정 방문 • 가정 안전 체크리스트
뉴질랜드	North Shore City	전연령	• 전화상담실 • 목욕안전 • 유해폐기물수집 • 노인 낙상예방 프로그램 • Otago 운동프로그램 • Northcoet 낙상예방 파일럿 프로젝트 • 아이돌보기 교육 • 잘먹고 잘 살기 • 가정내 수영장 안전 • 새 거주자 packs • 전염병 활동계획
		0~14세	• 파라세타몰 중독 예방 • 가정 유대관계 강화 • 0~5세 어린이 낙상예방 • 젊은 가정 지원
대한민국	Jeju	전연령	• 스프링쿨러 설치 • 무선 페이징 시스템 • 가정방문 및 정기적인 건강관리 • 화재보험가입 • 노인학대예방
캐나다	Brampton	0~14세	• 위험감시 • 안전한 어린이의 한주 • Brampton 화재생활안전교육센터
		15~24세	• 컴퓨터& 인터넷 안전워크숍 • 남성폭력반대 모임 • 자녀와 어버이의 워크숍 • 자아 존중그룹 (가족생활연구센터) • 위험감시 • 가정 문제 • 컴퓨터& 인터넷 안전워크숍
		25~64세	• Brampton 안전네트워크 • 범죄방지학회 • 범죄통제프로그램 • 표창상 수여 • 컴퓨터& 인터넷 안전워크숍 • 범죄에 자유로운 주택만들기
		65세 이상	• 낙상예방 클리닉 • 범죄통제프로그램 • 권력남용예방워크숍
폴란드	Tarnowskie Göry	전연령	• 미혼모들을 위한 지원 • 주민을 위한 위험표시 • 복지사업가들의 가정방문 • 공동주택 마련: 노인과 장애우 교육

표 4-1. 가정안전 프로그램(계속)

국가	도시	대상자	사업내용
중국	Wangjing Community, Beijing	전연령	• 지역주민의 Home Safety Training Class의 안전 시뮬레이션에 참가 • 지역사회순찰을 위한 조직구성 • 가스의 사용과 불의사요이 불가능한 지하실 검사 • 매년 10월 대대적인 소방 연습 • 각 건물 입구에 안전 통지문 부착 • 주민 위원회에 차례로 소규모 가게, 객실, 레스토랑, KTV(Karaoke TV), 바 그리고 일터의 안전성 검사에 필요한 권한부여
중국	Huamu	전연령	• 손상 예방 팜플릿배부 • 균형의 감각과 신체 운동 평가 • 가정 위험 평가 • 가정 손상 예방 상담자 배치 • 시각 스크리닝 테스트 • 응급 시스템 제공
스웨덴	Staffanstorp	전연령	• 예방을 위한 가정방문 • 가정 ATLAS 케어
중국	Hong' qiao	전연령	• 주거지역의 1/4를 수평하게 공사 • 경사진 지붕을 평평한 지붕으로 교체 • 오래된아파트 통제설비 개선 • 낡은 전선 교체 • 공공장소 개선 • 위험건물이전 • 옥외 개선
일본	Kameoka	전연령	• 건강센터 프로그램 • 지역근로자들을 위한 활동
호주	Palmerston	전연령	• 동물관리 • 낙상 예방 • 가정 풀장 안전
세르비아	Backi Petrovac	0~14세	• 신생아 가정 공공건강간호사의 가정 방문 및 상담제공 • 부모들과의 토론으로 아이의 발달에 관하여 사고들의 위험을 인지 • 손상과 사고 예방 법안은 공공보건간호사와 NGO를 통해 수행

표 4-2. 교통안전 프로그램

국가	도시	대상자	사업내용
중국	Youth Park Community	전연령	• 도로안전을 개선하고 교통사고 빈도수를 감소시키기 위한 방법 : (도로시설) 사고가 빈번하게 일어나는 학교근처 장소와 횡단보도에 속도제한과 경고표지판을 설치 : 겨울에 눈이 내린 후 도로가 눈으로 젖어있을 경우, 낙상사고가 빈번히 발생하는 장소에는 미끄럽다는 경고표지판을 설치
대만	Fong-bin	15~24세	• 휴가길 안전 프로젝트 : 도로 상태의 안전을 개선하기 위하여 도로 표지 설치함
노르웨이	Sogn and Fjordane	15~24세	• "Report it" : 자동차의 어린 승객을 대상으로 1990년 초반 주 지자체의 도로과에 의해 개발된 태도 캠페인 • "Safely home for 50 kroner" (교통) : 사고를 가장 많이 포함되는 사람들의 집단인 16~24세 젊은 사람들을 대상으로 하며 주에서 개발된 캠페인
		65세이상	• "the senior ride"witch : 노인들을 대상으로 데려다주고 데리러 오기 위하여 만든 프로그램으로 지역에서 택시로 수송
이스라엘	Raanana	0~14세	• 학생들은 국가적, 지역적 교통안전 프로그램에 참가 • 자전거 헬멧 장려 : 헬멧을 저렴하게 판매하고 헬멧을 착용을 위한 인센티브 제공 : 지역 소아과 의사를 포함하여 어린이들과 그들의 부모들 사이의 헬멧 의식 증가를 돕기 위한 프로그램 실시 • 안전벨트 착용 : 차량 안전시트의 사용과 적당한 장치의 증가를 장려하기 위함 : 안전벨트 착용 장려는 쇼핑몰과 공원을 포함한 다른 지역에서 대신함
노르웨이	Kvam	0~14세	• 1학년은 학교에서 반사조끼를 주고, 등하교시 보행자로써 어떻게 행동해야 하는지 훈련을 받음
에스토니아	Rapla County	0~14세	• 자전거 헬멧 사용 스티커: 자전거 여행 · 시합의 모든 사람들, 다양한 어린이 이벤트에서 줄 예정
노르웨이	Hoyanger	0~14세	• 보건소에서 자동차안전장비 대여(0~1세)
노르웨이	Bergen	전연령	• 30-zone Bergen, 안전과 환경을 위한 시민운동 프로젝트 • 필수응급전화: 소화기, 빨간 불빛, 구조와 라디오 대화 장비를 설치됨
노르웨이	Trondheim	전연령	• 교통안전계획의 zero vision : 자동차와 자전거 타는 사람, 보행자 사이에 충돌하는 장소의 제한 속도를 30 또는 40km/h로 수정 : 교차점의 측면 충돌 위험이 있는 장소의 제한 속도를 50km/h로 수정 : 정면충돌의 위험이 있을 때 제한 속도를 70km/h로 수정 : 1994년에서 1997년 기록된 사고의 수와 관련하여 사고 수 감소 : 교통안전 고려는 건축허가와 관련된 경우와 모든 지역계획 안에 강조됨 : 좋은 보도와 자전거길 구성

표 4-2. 교통안전 프로그램(계속)

국가	도시	대상자	사업내용
노르웨이	Trondheim	0~14세	: free sand는 사고를 예방하기 위하여 사용되기 위해 제공됨 : 도로 안전을 위한 Trondheim 지역 당국, Norwegian 의회와 지방 정부는 사고 예방을 위하여 학교에서의 도로 활동에 협력함. 캠페인은 2005년 2월 계획됨 : 모든 학생들은 학교에서 안전 요구를 만족하는 도로를 이용할 수 있음 : 모형 교통 시스템은 데이케어센터와 초등학교에서 어린이들을 위한 교통 행동의 일반적인 교육, 교통안전의 Trondheim 초등학교 어린이 지도를 위하여 2000년 가을 이래로 사용되었으며 또한 자전거 타는 사람들을 위한 교통 행동을 교육하기 위해 사용됨
오스트리아	Josefstadt	0~14, 15~24세	• Street festivals with safety on wheels : 거리 축제 시 미니스쿠터, 스케이트보드, 자전거를 타는 어린이들이나 청소년들의 도로 안전에 관련됨
노르웨이	Fredrikstad	0~14세 전연령	• The Fredrikstad Traffic Safety Plan 2001~2004 : 교통분석 : 물리적 · 조직적 기획 : 행태관련 프로젝트 : 교통사고를 줄이기 위한 캠페인 등으로 구성 • The Traffic-regulation-project : 학교주변의 위험한 상황을 줄여줌 • A Speed-Reducing Project: 버스정류장 속도 감소 • 교통안전을 위해 모든 학교를 네트워크로 연결 • 교통기획에 지역사회 참여 • The Cutting Tree and Bushes Campaign : 도로를 따라 매년 봄에 정리 • A Refector Disc Campaign : 1학년 학생들에게 매년 가을마다 준비 • 교통의 날: 자전거 훈련, 교통 안전행동에 대해 교육
		0~14세	• 어린이 안전 포럼 구성 : 어린이들의 교통사고와 폭력행동을 예방하기 위해 초등학교 6곳에 설립 • 초등학교 1~3학년: 교통안전을 위한 마술 쇼
노르웨이	Ski Municipality	0~14세	• The Municipal Plan for Traffic Safety : 2002년 개발 : 어린이, 청소년, 노인에 대한 자료수집 : 교통위험지역에 대한 규제 • Traffic measurements : 속도제한, 감속 : 인구밀집지역에서는 30km/hour 제한 • 모든 초등학교의 시설은 보행자와 자동차를 분리 : 학교도로에서의 부모들의 운전습관에 영향

표 4-2. 교통안전 프로그램(계속)

국가	도시	대상자	사업내용
대한민국	Suwon	0~14세	• 어린이 안전 주간 : 5월 5일인 어린이날 Safety Expo 개최하여 안전의식 함양되도록 함. 안전모 등 어린이 안전용품을 전시하고 녹색어머니회 자원봉사자에 의한 교통안전 교육을 실시함 • 안전벨트와 헬멧 • 심폐소생술에 대한 직접적 체험
캐나다	Fort McMurray	0~14세	• Child passenger restraints(어린이 차량 안전시트) : 영아와 유아의 카시트 설치 시 적절한 위치에 안전하게 고정시키는 프로그램 : 체크리스트는 연령별 밧줄이나 볼트 설치를 위한 체킹을 포함 • Check Stops: RCMP(Royal Canadian Mounted Police) : 일상적으로 음주 운전자를 적발하고 단속하는 프로그램
스웨덴	Motala	전연령	• 교통안전캠페인: 자전거 라이트나 반사경을 판매할 때
노르웨이	Årdal	전연령 0~14세 15~24세	〈교통안전과 도로사고〉 • Årdal Think Safety : 중 · 고등학교와 대학에서 교통 교육과 모터바이크 교육 : 중 · 고등학교는 프로젝트로부터 모터바이크를 받음 : 프로젝트는 Årdal의 모터바이크 클럽에서 이용되는 교차로의 건축물도 포함 : 초등학교 3학년에게 자전거 헬멧을 배급하여 안전에 기여 : 프로젝트 지도자는 지역 경찰과 노르웨이 자동차 협회와 함께 많은 교통안전 캠페인에 참여 〈Traffic Day, spring 1989〉 • 지역 학교와 함께한 최초의 주목할 만한 공동 프로젝트 : Årdal에서 초등학교 1학년부터 대학생까지 모든 학생들이 참여한 지역 경찰과 알루미늄 생산자의 공동 연구 : 어린이들에게 친숙한 교통경찰의 시범으로 인해 훨씬 성공 : Hydro Aluminium은 경주레이서에게 지원 : 지역 대학에서 그의 사고를 연설하기 위해 Årdal을 방문 : 경찰과 의사가 이런 사고의 경험에 대해 경찰과 의사가 설명 : 국제적인 자동차 경주레이서인 Harald Huysman은 운전하는 동안의 안전규칙에 관해 청중에게 알림 : 그가 레이서이지만 고속도로에서는 안전성을 중요시한다는 것도 설명 〈교통지역사례〉 • 6학년은 반사체, 안전 장비, 학교에서 자전거타기에 대한 나이 제한을 점검 • 3학년은 자전거정비와 조사 • 1학년은 위험지역의 등록 • 타맥(포장용 아스팔트 응고제)으로 포장된 운동장을 부수고 0.4미터 두께의 모래로 만듦 : 모래는 프로젝트에서 공급

표 4-2. 교통안전 프로그램(계속)

국가	도시	대상자	사업내용
노르웨이	Årdal	0~14세	〈자전거 점검과 헬멧〉 • 부모/교사 단체와 학생들이 여러 번의 회의 : 자전거 타기는 4학년 학생들에게 금지되는 것으로 결정 : 4학년 학생들에게 교통과 자전거타기에 관련된 교육 : 3학년 학생들은 경찰에 의해 체계화된 자전거타기 기능 테스트를 받음 : 나중에 학생들은 자전거 헬멧을 받음 : 4학년부터 학교에서 자전거 타기가 허용 : 만약 자전거 헬멧을 착용하지 않았다면 부모에게 보고 : Hydor와 지역 공공기관이 50크로네(NKr)의 보조금에 자전거 헬멧을 제공
호주	Melbourne	전연령	• Bike Plan(1997): Melburnians의 더 많은 사람들이 자전거 타는 것을 선호할 수 있도록 권고. 이 계획은 자전거 관리코드의 개발을 포함 • Skate Safe Program: Skating Code of Conduct : 스케이팅은 몇몇 지역에는 제한된 시간으로, Melbourne 도시의 모든 거리에 허가되었음. code는 스케이트 타는 사람들이 보행자들이 사용하는 길의 보행자를 고려해주거나, 무모한 방식으로 스케이트를 타지 않게 하기 위해서 요구됨 • Bicycle Couriers Accord: 가이드에 대한 손상 예방 전략의 범위를 세부적으로 열거 • Safe Roads Program: 도로의 기반에 대한 문제를 다루고 제시하여 도로 안전을 증진시키는 것
		15~24세	• Safe city taxi ranks는 승객이 택시를 기다리는 환경이 안전할 수 있도록 디자인하고 도와주는 것 • Safe laneways project는 쓰레기관리, 등불, 낙서제거를 포함하여 좁은 길의 안전을 향상시키는 것 • Nightrider Bus service는 토요일과 일요일 새벽 12시 30분부터 4시 30분까지 중심권 외부 지역을 안전하게 운행하도록 제공함 • Safe major events strategy은 거리와 공공장소에 안전을 증진시키기 위함임. 이것은 하루 24시간, 주마다 매일 공공장소나 도로에서 알코올을 소비하는 것을 금지하는 법을 포함
스웨덴	Lidköping	전연령	• 비전 제로(The visions zero) : 1997년 10월 9일 Road Traffic Safety Bill • 스웨덴 의회 통과 : 장기적인 목표 • 사망이나 심각한 손상이 한사람도 없도록 : Lidköping 시범지역으로 지정 • 겨울철 낙상 사고를 예방하기 위한 가정집 모래 무료 배달
중국	Sham Shui Po	전연령	• 운전중 핸드폰 사용 금지
미국	Springfield	0~14세	• 청소년 교육운전 프로그램 • 안전한 도로 계획 • 우호적인 운전 • 음주에 관한 책임 및 인식 패널 • 안전벨트 프로그램 • 신호등 지키기

표 4-2. 교통안전 프로그램(계속)

국가	도시	대상자	사업내용
미국	Omaha	0~14세	• 어린이 보행자 안전 • 자전거 안전 • 안전벨트 캠페인 • 오토바이 안전 • 어린이 보행자 체크업 • 헬멧 착용 • 방어운전 프로그램
이란	Kashmar	0~14세 전연령	• 예비 학교 교통 교육 • 운전자교육 • 지역사회 안전 상 프로그램 • 비정부 교통교육센터 • 위험지역에 가드레일 설치 • 어린이 경찰 프로그램 • 새 거주자 교통교육 • 안전하게 오토바이타기 • 도로취약지점개선
뉴질랜드	North Shore City	전연령	• 속도 트레일러 • 어린이 보행 프로젝트 • 음주 운전과 속도위반 규제 • 소년 레이서 감소 • 지역 교통 관리 계획 • 보행자 안전 • 가로등 개선 프로그램 • 보행시설 감사 • 충돌 감소 연구 • 운전자 피로관련 프로젝트 • 안전벨트 프로젝트 • 교차로 캠페인 • 도로안전교육
대한민국	Jeju	0~14세	• 어린이 교통안전교육 • 안전하게 자전거타기 • 횡단보도 야간보행등 설치
캐나다	Brampton	0~14세	• 위험 감시 • 유아카시트안전클리닉 • 어린이들을 위한 레일 안전교육 • 어린이 안전마을 • 유아카시트안전 DVD • 안전한 건널목(레일 안전)
		15~24세	• 위험감시 • I-Drive 프로그램 • 전국 도로안전의 달 • 도로 감시 프로그램 • 지역사회안전교육 프로젝트 • 전국학생들을 위한 안전운전 캠페인 • 어머니를 위한 음주운전 프로그램 (MADD) • 올바른 정신 캠페인을 위한 파티 • 10대들을 위한 안전운전 프로그램 • 정확한 위험교육 워크숍 • 학생안전팀 • 레이더 메시지 보드
캐나다	Brampton	25~64세	• 지역경찰의 교통 서비스 캠페인 • 학생안전팀 • 레이더 메시지 보드 • 어머니를 위한 음주운전 프로그램 (MADD) • 도로 감시 프로그램 • 지역사회안전교육 프로젝트 • 전국 도로안전의 달
		65세 이상	• 노인을 위한 안전운전 웨크숍 • 학생안전팀 • 레이더 메시지 보드 • 어머니를 위한 음주운전 프로그램 (MADD) • 도로 감시 프로그램 • 지역사회안전교육 프로젝트 • 전국 도로안전의 달
일본	Kameoka		• 안전한 자전거 규칙 • 안전한 Walking Zone • 교통사고를 없애기 위한 근본적인 계획 수립 • 자전거 여행 권장

표 4-2. 교통안전 프로그램(계속)

국가	도시	대상자	사업내용
폴란드	Tarnowskie Göry	전연령 0~14세	• 안전한 자전거 여행 • 새로운 자전거 여행길 제작 – "보행자 우선 횡단보도, 안전 헬멧과 반사체" : 옷에 줄무늬의 반사체와 안전 헬멧을 사용의 대중화. – 안전한 통학로: 아이들에게 도로안전에 대해 교육 – 충돌의 가능성이 없는 새로운 교차로 건설
중국	Wangjing Community, Beijing	전연령	• 교통안전 부서에서의 교통안전프로그램실시 • 오토바이대상의 교통안전강좌실시 • 도로와 교통환경 개선
중국	Wangjing Community, Beijing	전연령	• 도로와 공공 장소 CCTV 설치 • 사고방지 시스템 확립 • 현대적인 방법을 이용하여 보안 향상 • 학생들을 위한 교통안전 프로모션 • 지역 순찰 팀을 구성 • 범죄없는 주거 지역건립 • 운전기사안전프로모션 : 음주운전 관행을 없애기 위해 한달에 한번 교통안전 훈련실시 • 공공 보안을 위해 경찰서와 공안 실무단의 사회에 범죄 방지에 연구 • 포괄적 도시 관리를 위해 지역응급 센터 설립
중국	Kangjian	전연령	• 도로에 경고 마크 설치 • 계속된 증진 활동. • 교통 안전증진 활동 프로모션
중국	Huamu	0~14세	• 어린이 안전 • 어린이 안전시트 • 자전거 헬멧착용프로그램 • 오토바이 헬멧착용프로그램 • 의류에 반사체 부착 • 도로안전증진센터 구축 • 어린이를 위한 교통 안전교육 • 자전거 안전조명 • 자전거 안전시트 • 여행객 안전 • 여행객을 위한 도로교통안전
중국	Hong' qiao		• "삶과 여행을 소중히" • " 5.25" 교통의 날지정 • 오토바이 규정제정
호주	Palmerston		• 아이들의 안전 벨트 캠페인 • 자전거 헬멧착용 캠페인 • 안전한 통학로
세르비아	Backi Petrovac	전연령	• 자전거를 안전하게 타기위한 교육 실시 • 보행자 도로 설치 • 음주운전 방지 캠페인 • 운전자 및 탑승자 손상의 최소화를 위해 구명복 입기 교육 • 자전거에 반사체 부착
홍콩	Tai Po		• 자전거 타는 사람들과 보행자를 위한 안전 증진 : 광범위한 보행자 도로 안전과 자전거 캠페인(경찰에 의해서) : 자전거 안전뿐만 아니라 도로 횡단의 적합한 방법을 공중에게 교육 : 경찰들은 보행자와 자전거 타는 사람들에게 경고 또는 구두의 충고를 줄 것 임. : 자전거 타는 사람들은 낙상/사고가 발생할 때 머리 손상을 예방하기 위하여 헬멧 착용 강화

표 4-3. 산업안전 프로그램

국가	도시	대상자	사업내용
스웨덴	Töreboda	25~64세	• 위험한 작업 상황의 식별 그리고 문서 조사 • 학교 직원을 위해 mini-bus로 skidpan driving 연습 • ISO 9001과 ISO 14001에 기초를 두는 캠페인 FR 2000 실행 • 음식점에서 알코올을 다루는데 있어서의 음식점 지배인 훈련 • 산업 현장에서의 야간 감시
타이완	Dungshr	25~64세	• 안전한 농장 프로그램: 농장 운영을 위하여 안전 보호 프로그램을 농부들에게 제공할 뿐만 아니라 위험한 농장 환경의 단계적인 개선, 살충제 사용의 감소, 전체 안전한 농장의 개발, 여행 안전의 보호를 위한 것 : 살충제 독성 인식 : 적절한 보호 의복과 장치와 함께하는 살충제 분무 계획 : 농장 시설 작동 교육과 훈련 계획 : 농장 창고 목록 관리 기준 계획 : 농장 기계류 안전 운영 계획 : 안전한 농장 계획 : 안전한 농장 교육 VCDs의 생산 : 농장 안전 교육과 정보 보급의 범위 확장
대만	Alishan	25~64세	• 농작 기계와 살충제 안전한 사용 : 손상을 줄이기 위하여 사업 안전 부분은 농업 안전을 고려한 모델을 확립하여 Dungshr 지구에 방문하여 연구 시작
홍콩	Tai Po	15~24세	• (15~24세) "Tai Po 산업 안전과 건강 협력" : 최전선의 근로자들을 위한 작업장 안전 캠페인 : 화학 물질 안전 세미나 개최－고용주와 근로자를 대상으로 매년 개최 • 안전과 건강 증진을 위해 회사와 협력 : 안전한 작업 절차를 확인하고 잠재적인 작업장의 위험 요소에 접근하고 맞춤 안전 관리 시스템의 설립과 운영을 충고하기 위하여 OSHC 직원들은 지방 공공 단체와 함께 일함
이스라엘	Raanana	25~64세	• 작업장 안전 프로젝트 : 계획 · 건강과 안전 정보 제공, 작업장 적격 심사 실행
노르웨이	Trondheim	25~64세	• Contingency Plan(긴급사태대책) : 사고 또는 즉각적인 행동을 요구와 표준의 위험과 부담을 고려한 것 그 이상의 다른 여러 가지 상황을 다룸 • 모든 활동은 working environment act와 건강과 사회적 관리 법률이 문제가 발견되고 손상 또는 사고 발생 이전에 다루어진 보증을 위한 소개된 국제적 조절을 가지기 위한 대상이 되는 지역 당국에 의해 착수 • 경영자는 그들의 일을 지원하는 환경과 안전, 건강에 관련된 준비를 규정함으로써 요구의 조직적인 추적의 의무를 가짐
중국	Kwai Tsing	25~64세	• 작업장에서의 안전 높이, 정의된 공간, 안전복의 중요성을 "건축 안전의 날" 통해 포스터와 리플릿 전시/배포

표 4-3. 산업안전 프로그램(계속)

국가	도시	대상자	사업내용
노르웨이	Klepp Municipality	25~64세	• The Working Environment Act, the Internal Control Regulations (건강, 안전, 환경) : 산업장의 사고와 질병 예방을 위한 캠페인
노르웨이	Os kommune	25~64세	• 산업장보건서비스와 산업장간의 협력 장려 • 작업장 환경에서 발생하는 사고들을 기록
호주	Noarlunga	12~24세	• 건강하고 안전한 작업장 : 학교 학생들 및 소작업장을 목표 : 작업장에서 일어날 수 있는 손상에 대해서 소개하고 그 전략을 예를 들어 설명
스웨덴	Municipality of Falköping	25~64세	• 야간 근무자들을 위한 네트워크 : 안전한 작업환경을 위한 다른 작업 그룹간의 협력 : 경찰과도 협력
미국	Omaha	25~64세	• 안전대학 • 안전 전문가 뉴스레터 • 응급처치, 심폐소생술 • 화재안전교육
이란	Kashmar	25~64세	• 안전한 작업 뉴스레터 • 습관상담
뉴질랜드	North Shore City	25~64세	• 약물과 음주 프로젝트 • 폭력과 왕따 프로젝트 • 신체와 건강 • 건강과 안전 계획 • 안전하게 일하기
대한민국	Jeju	25~64세	• 안전한 농장 • 농업손상예방 프로그램
캐나다	Brampton	15~24세	• YMCA 고용지원센터 • 어린노동자 인지프로그램 • 사업장범죄예방프로그램
		25~64세	• 안전한 작업장 협의회 • 고위험 안정프로그램 • Brampton 안전네트워크 (작업장 안전경계) • 최초작업장전용 구급차지원–St John Ambulance • 직업운전자 안전운전 프로그램 • 사업범죄예방프로그램 • 환경설계학교를 통한 범죄예방 • 어버이에게 힘을 주는 프로젝트 (Brampton Safe City Assoc' n)
		65세 이상	• 노인 사기 예방
폴란드	Tarnowskie Góry	25~64세	• 실업자에게 기관차원의 서포터 • 작업장 안전 • 응급 서비스

표 4-3. 산업안전 프로그램(계속)

국가	도시	대상자	사업내용
중국	Wangjing Community, Beijing	25~64세	• 작업장 안전증진사업 공표 • 건설업 안전증진사업 제작 • 과학적인 관리와 조사방법 제작
중국	Huamu	25~64세	• 산업안전 개념 공표 및 장려
중국	Hong' qiao	25~64세	• 작업장 안전 • 사업안전프로그램 • 화재제어 • 안전한 생산 선전기관
일본	Kameoka	25~64세	• 작업근로자의정신적 건강
호주	Palmerston	25~64세	• 컨디션 조절 • 성 비하 발언 금지
세르비아	Backi Petrovac	25~64세	• 노동자들의 건강상태 체크 • 작업 동안에 보호장구 착용 의무화(장갑들, 가면들, 헤드 보호 기타 등등) • 안전한 노동 조건환경조성 • TV, 신문, 라디오에서 농기계의 안전한 작동작동방법 방영 • 농기계사용시 도로에 들어가는 행위 주의 • 전문가들이 방문하여 손상 방지, 농업 도구들을 능숙하게 다루는 안전한 방법 강의

표 4-4. 스포츠 · 레져안전 프로그램

국가	도시	대상자	사업내용
대만	Dungshr	0~14세	• 어린이들의 자전거 사고와 손상을 줄이는 것을 돕기 위해 학교 교정의 전역에 걸쳐서 안전한 자전거 타기 문화 증진 활동과 자전거 안전 교육을 실행하기 위해 six biking safety angels를 선발할 예정
이스라엘	Raanana	전연령	• 햇볕에 노출되는 것을 보호하기 위하여 지역 운동장과 시 전체의 벤치 위쪽에 덮개 설치함.
노르웨이	Trondheim	0~14세	• Pirbadet는 다음의 그룹을 위한 수영과목 또는 수영 훈련제공 : 아기들, 아이가 물 위에 머무르기 위한 관리와 안전을 느끼도록 하는 것을 겨냥한 장소 : 1~5세 어린이 : 수영을 할 수 없는 어린이에 대한 교육 : 어린이들과 젊은 사람들을 위한 수영 과목 : Trondheim의 학교를 위한 수영
노르웨이	Bergen	0~14세	• 프로그램: 스포츠 지역과 아이들 놀이터 겨냥 • 운동의 즐거움과 신체적 활동은 학교 교육의 두 번째 해에 이론적인 내용의 특징 부분에 통합되며, 운동신경 기능의 범위 안에 특별한 관찰이 필요한 아이들은 그들의 정규 학교생활 체제 안에서 돌보는 것을 확보 • 교육과, 스포츠과는 과체중 아이들을 위한 신체훈련을 겨냥한 프로젝트 시작
		전연령	• 활동적 여가 프로그램 (무료서비스) : 적십자는 취하게 하는 물질을 포기하도록 관리된 사람이나 의료적인 도움으로 사회복귀의 과정에 있는 사람을 위한 서비스의 활동적인 여가시간 프로젝트 실행 : (목표) 활동을 통해 더 긍정적인 일상적 삶을 창조
노르웨이	Vågå kommune	전연령	• 스포츠클럽 : 워밍업을 포함한 적당한 훈련과 장비의 정확한 이용 • 관광객에게 사고에 대한 정보를 알려줌
노르웨이	Hoyanger	0~14세	• 매년 회의 : 거주지의 단체, 이웃, 자발적 참여 단체 : 놀이터와 환경의 안전에 대한 정보와 오리엔테이션 • 자치제의 주거지 놀이터 안전에 대한 mapping : mapping는 자치제의 예산 배분의 근거가 됨
		전연령	• Saman om tryggleik : 어린이, 청소년, 부모와 선생님 중, 자전거 헬멧, 구명조끼와 같은 보호장비 mapping • 자치제의 스포츠 팀 & Hydro : 자전거 헬멧 쓰기 캠페인 : 종업원은 헬멧 할인 : Hydro—모든 종업원에게 여름 선물로 헬멧 무료 제공

표 4-4. 스포츠 · 레저안전 프로그램(계속)

국가	도시	대상자	사업내용
노르웨이	Klepp Municipality	전연령	• 2002년 DagROS campaign : 스포츠클럽이나 다른 기관에 소개 : 육상, 축구훈련, 등산코스, 모토사이클링 등 규칙적인 활동 분석에 사용 : 경영과 활동의 책임에 대한 사전고려 : 위험에 대해 의식 : 현명하게 처신 • 클럽과 기관들의 예방과 사전준비에 대한 능력 향상 중요
노르웨이	Fredrikstad	전연령	• The Fredrikstad Sports and Outdoor life Action Plan 2001~2004 : 손상을 줄이기 위한 운동 장소에 신체적인 재활포함 : sport-area 발달을 위한 활동 : 체력촉진을 위한 놀이터 강화 • 응급처치과정은 스포츠 트레이너와 지도자가 제공 • 운동 장소와 어린이 놀이터의 안전 점검
오스트리아	Josefstadt	0~14, 15~24세	• Puppet show와 광대극장 : Puppet show는 4세에서 10세까지의 어린이를 대상으로 하며, 스키나 자전거를 탈 때의 헬멧착용을 목표로 둠. 또한 광대극장은 맥도널드가 후원자가 되어 유치원 어린이들에게 집에 가는 도중 예상치 못한 위험에 대처하는 것을 보여줌. 이 활동은 1년에 10번 개최함
		25~64, 65세이상	• Rambler's club을 설립하여 노인 멤버들이 매주 목요일마다 만나 산책하기도하고, 또는 문화적 정보나 건강에 대한 설명을 듣기도 하는 프로그램
덴마크	Viborg	전연령	• 스포츠 의료 클리닉: 환자에 대한 사고와 손상에 대한 예방 교육 : 발목과 무릎 관절 손상을 환자에게 교육하는 프로그램 • 레저 활동을 하기에 신체적, 정신적으로 어려움이 많은 사람들을 위해 부분적으로 치료적 효과를 주기 위한 특별한 운동 실시
노르웨이	Årdal	0~14세 15~24세	• 구조훈련(바다와 배에 대한 지식)은 여름캠프나 수학여행 전에 실시 • 산/하이킹에 대한 지식은 부활절 휴일 전에 실시 • 구조훈련은 수영장에서 실시 : 프로젝트는 학교에 재정 원조와 구조 도구들을 지원
호주	Melbourne	전연령	• 공원과 가든: 공공 안전과 개인 안전 문제에 따라 공원과 가든을 위해 새로운 디자인을 개발하고, 안전 검사 착수
뉴질랜드	Waimakariri	전연령	• 스포츠클럽의 손상 예방 정책: 침착하게 운전하는 메시지를 스포츠 클럽에서 조장하기 • 운동장 정책; 수영 안전 메시지: 안전한 운동장 디자인 권고
		0~14세	• "play it safe, sport" : 안전 운동에 초점을 맞춘 프로젝트 및 운동 시 안전한 정책을 개발하기 위한 스포츠클럽과의 작용 • 스포츠 손상 예방 워크숍 장려 • 85명 어린이의 수영 안전에 관한 메시지를 포함한 벽화

표 4-4. 스포츠 · 레져안전 프로그램(계속)

국가	도시	대상자	사업내용
스웨덴	Motala	전연령	• 구조구급 서비스 센터: 인명구조조끼 대여
미국	Omaha	0~14세	• 자전거 안전 • 지역사회 안전 상 프로그램 • 안전한 놀이터 프로그램 • 오토바이 안전 • 어린이 낙상예방 매체 캠페인
이란	Kashmar	전연령	• 도로, 레져 구축 팀과 캠프 • 취약지역 개선 • 공원과 놀이터 개선
뉴질랜드	North Shore City	전연령	• 여름철 해안안전
대한민국	Jeju	전연령	• bay watch 프로그램 • 항구 환경 변화 • 안전하게 자전거 타기 면허제 도입 • 해변에 life saving kit 설치 • 자전거 헬맷 프로그램
캐나다	Brampton	0~14세	• 위험 감시 • 자전거 안전 사업 • 어린이 확인 클리닉 (Child Find Ontario) • 실종어린이를 위한 황색신호경보
		15~24세	• 위험감시 • 위험교육 워크숍 • 자전거 안전 사업 • 공원 및 휴양지 방문 프로그램 • Brampton 주민자원센터청년프로그램
폴란드	Tarnowskie Góry	0~14세	• "나는 수영할줄안다", "나는 물을 두려워하지 않는다" 라는 확인서 받기: 학교스포츠 그룹 활동에 참가하기 위하여 학생들 활동 관련 • "더 가까이, 즐겁게 보낸다" : 새로운 스포츠 , 건강한 신체에 건전한 정신을 형성, 건강 보호와 아이들의 균형이 잡힌 마음과 물질적인 발달 그리고 젊음으로서 움직임 활동양상
중국	Wangjing Community, Beijing	0~14세 전연령	• 스포츠를 사랑하는 사람들로 과학적이고 이성적인 스포츠 교육 : 중장년, 아이들에게 스포츠 안전 지식 팜플릿 인쇄배포 : 스포츠 기구 정기 점검과 유지 수행 : 아이들 성장과 사고손상예방과 과학적인 보디빌딩 지식교육 : 매년 지역 사회 스포츠 모임들을 가짐
중국	Hong' qiao	0~14세	• 스포츠와 휘트니스운동장 안전 관리 • 지역 피트니스 센터 안전 • 거리 피트니스 활동 안전 가이드 라인
중국	Kangjian		• 스포츠 안전 환경 조성 • 긴급 구조 사무실 설립
일본	Kameoka		• 산악구조 프로그램 • 싸이클링 콘테스트

표 4-5. 학교안전 프로그램

국가	도시	대상자	사업내용
스웨덴	Töreboda	0~14세	• 매년 "Safety Day"에 교통, 화재, 의료, 헬멧 사용에 대해 다루며 숲속에서 길을 잃지 않는 법을 알려줌 : fifth-grader • "Dare to see/care" : 6학년 이상 부모를 대상
노르웨이	Sogn and Fjordane	15~24세	• "Exchange from teenager to teenager" : 중등학교 이상 : 약물 사용 또는 취한 친구나 동료로부터의 압력에 저항할 수 있고 그들 스스로 긍정적인 선택을 하기 위하여 동기를 불러일으키고 학생 그룹을 위한 긍정적 역할 모델을 훈련
		0~14세	• 초등학교 아이들을 겨냥한 프로그램: 그들의 학교 길 안전 보장 • 많은 캠페인과 정보 제공 활동 : 반사물 고리 배포(학교 대상)
노르웨이	Hoyanger	0~14세	• 1~4학년까지 스쿨버스 에스코트 : 4학년 이전에는 학생들이 자전거를 탈수 없음 : 4학년이더라도 면허증이 있어야 탈 수 있음 : 모든 학생은 학교에 자전거를 탈 때 자전거 헬멧을 반드시 착용 • 모든 선생님은 응급처치 과정 이수 • 유치원의 모든 놀이기구 점검 & 위험요인을 재조사 • 한해 2번의 소방훈련
노르웨이	Trondheim	0~14세 15~24세	• 시행정 게시판은 등 · 하교길에 학생들이 불안전을 느끼는 것이 과도함을 발견하고 2004년 Trondheim의 학교 폭력과 괴롭힘의 허용이 없어야 한다는 것과 필요한 자원을 투자해야 한다는 것을 지적 : 모든 학교들은 괴롭힘과 폭력을 예방하기 위한 협의사항 가짐 : big brother/ big sister 구성 : 학생들 사이의 문제 중재 : 교실관리자는 자료를 수집하는 방법으로써 비디오 필름을 사용하고 아이들과 어른들 사이의 직접적인 상호작용에 초점을 둠 : "we care"는 어린이들의 자기 존중과 인지능력 개발에 요구되는 어른들의 역할과 특히 괴롭힘에 초점을 맞춤 : Olweus 프로젝트를 기초로 초등학교에서 괴롭힘을 줄이기 위한 프로젝트 : 학생 협동에 초점을 맞춘 학생회의 활동 : 초/중등학교의 토론 게시판 : 5, 6학년은 교통 모델 시설에서 다양한 교통 상황 속의 자전거 기술 교육 착수 : 중학교의 학생들은 학교 검사와 연결한 화재 예방 교육 : 젊은이들을 위한 교통 교육은 Trondheim의 중학교에서 임의로 교육(모터달린 자전거의 운전면허) : 초등학교의 모든 학생들은 수영 과목의 훈련을 받음 : 학교의 모든 학생들은 매일 수업일에 신체 활동을 적어도 한 시간은 가짐, 초등학교 6학년은 신체에 초점을 맞추기 위한 모델 개발

표 4-5. 학교안전 프로그램(계속)

국가	도시	대상자	사업내용
노르웨이	Trondheim	15~24세	: 7학년 학생들은 익수 사고를 예방하기 위해 바다 감각 훈련이 될 것임 : 모든 학교에서 사고와 손상을 등록하기 위한 계획 수립 : 모든 학교는 체육관에 설치된 시설이 오래가기 위한 서비스 협정을 가짐 : 안전 생활과 안전 교육은 학교와 유치원에서 실행
중국	Tuen Mun	15~24세	• Secondary School Ambassadors Program : 대표단은 규칙적으로 학교를 방문하여 범죄를 예방하고, 학생들 서로간의 갈등문제나 무단결석 처리에 도움을 주고 있음
노르웨이	Ski Municipality	0~14세 15~24세	• The Akershus Central Road Commission and Akarshus Safe Traffic : (목적) 1학년은 부모와 함께 등교 : 실제 교통지식 : 학교에서 어린이 운전범위 제한 : 성인이 맞이하고, 버스나 택시로 등교하는 어린이들의 안전 : 학교근처 교통관련 관리 • Traffic Safety in the Schools : 1999년 시작, 2002년 종료 : 3가지 목적; 유치원, 초등학교, 고등학교의 교통안전 교육과정에 통합
오스트리아	Josefstadt	0~14세 15~24세	• Fair play prize at the schools sports day : 풋볼, 배구, 핸드볼 게임 시 공정한 경기를 하고, 위험행위는 낮추자는 것에 중점을 둠
노르웨이	Klepp Municipality	0~14세 15~24세	• 손상예방 활동 : 규칙적인 소방훈련, 도로안전교육, 자전거 경기, 자전거 면허증, 자전거로 학교 등교할 수 있는 나이 제한, 경찰 등과 협력, 자전거 기술체크, 롤러스케이트, 스케이트보드와 관련된 개인안전장비 물품, 교사를 위한 응급처치 훈련, 하교길의 안전 • 보육시설의 손상예방 측정 : 매년 야외 놀이터와 놀이기구 점검 : 어린이안전장비와 내부시설 : 소풍 안전 : DagROS-methodology의 사용 : 직원을 위한 응급처치 과정
노르웨이	Os kommune	0~14세	• A specialised working group : 학교와 관련된 손상을 줄이기 위해 설립 : 자치제의 모든 학교와 탁아소 • 학교와 탁아소의 안전에 관한 새로운 법규의 평가 : 2000년까지 모든 학교와 탁아소의 내부적 관리와 안전절차 : 자치제의 도로안전교육-일반적 관리, 경찰, 도로 유지 네트워크에 의해 설립

표 4-5. 학교안전 프로그램(계속)

국가	도시	대상자	사업내용
노르웨이	Årdall	15~24세 0~14세	〈School Week 1990〉 : 중·고등학교에서 모든 학급은 한 시간 안전 교육 : 모든 사람들에게 안전정보제공 〈화재예방사례〉 • 3학년의 과정으로 화재예방 도구 사용과 화재가 발생했을 때 어떻게 통로를 빠져나가는지에 대한 방법 교육 : 과정은 모든 학교의 화재예방에 포함됨 〈 "Keep Årdal Tidy -be responsible"〉 • Årdal의 학교들을 통하여, 청결함과 단정함은 매년 "tidy-up campaigns"에 의해 안건으로 올라감 • 5학년은 다음 의무를 가짐 : 학교의 청결과 정돈을 지킨다. : 임무와 실수에 책임을 진다. : "tidy-up campaigns"에 참석한다. • 지역사회센터를 포함하여 학교에 하루 공개일을 만들어 모든 연령대의 어린이들이 일상생활의 안전성에 대해 활동
미국	Omaha	0~14세	• 안전한 등교길 • 응급처치, 심폐소생술 • 중독예방 포스터 대회
캐나다	Fort McMurray	0~14세 15~24세	• KEYANO 대학의 조기 어린이 개발 프로그램 : 학생들은 St. John 병원의 응급의학과와 함께 어린이 안전에 초점 • Students against drunk driving (음주 운전을 예방하는 학생들) : Father Mercredi 고등학교 학생들은 항음주운전의 활성화에 대한 메시지를 광고하고 알리는 매우 활동적인 그룹 : 중학교나 초등학교에서도 프리젠테이션 : 부모님들에게 "10대의 음주운전 예방" 이란 주제로 강좌 • Job safety skills (직업 안전 기술) : 이것은 세단계의 코스로서 Alberta Schools의 기술교육프로그램
스웨덴	Lidköping	0~14세	• 2003년 1월 약물사용 습관에 대해 조사 시행 • 학교에서의 사고와 손상 등록 • 학교에서 부모회의 때 지방경찰, 학교간호사, 프로젝트 컴퍼스, 알코올 · 약물과 부모의 책임에 관한 성인단체로부터 정보제공 • smart drug: 약물을 반대하는 학생들의 협력
스웨덴	Lidköping	0~14세 15~24세	• compass : 스웨덴 Lidköping의 3개년 프로젝트 : 프로젝트의 주요목적-자치제의 중 · 고등학교 내에서 약물남용, 집단 괴롭힘, 외국인 혐오에 대한 예방 : 프로젝트는 사회적, 정서적 훈련을 실행하는 것 안에 아이들을 위한 프로그램을 제공하기 위한 업무와 연결된 3명의 직원과 사회복지 기관에 의하여 구성됨

표 4-5. 학교안전 프로그램(계속)

국가	도시	대상자	사업내용
이란	Kashmar	0~14세 15~24세	• 교내 경찰 프로그램 • 안전 그리기 및 시 짓기 대회 • 교통안전예비학교 • 응급처치, 심폐소생술 • 지진대피
뉴질랜드	North Shore City	0~14세 15~24세	• 안전하게 놀기 프로젝트 • 학교안전 • 학생안전
대한민국	Jeju	0~14세 15~24세	• 스쿨존 설치 • 안전학교 천사제 • 안전하게 학교가기
캐나다	Brampton	0~14세	• 어린이 안전마을 • 스쿨존 안전 인지 방법 • Brampton 안전 회의 • Ontario 종합시설 • 건강한 아기 / 건강한 어린이 프로그램
		15~24세	• Ontario 학교경쟁 규약 • 지역경찰단위(고등학교 감시) • 학교강의(이웃 경찰을 위해) • 청년교육사무소 • 지역모범자수상 • 범죄 방지 프로그램 • 이해력 있는 학교폭력예방 프로그램 • Sheridan College 학생변화 프로그램
중국	Wangjing Community, Beijing	0~14세	• 가정안전프로모션을 위한 공표 • Love Heart Sheltering 센터 건립 : 가정 폭력을 막고 여성들의 권리를 지켜주기위해
스웨덴	Staffanstorp	0~14세	• 학교와 유치원 안전
중국	Huamu	0~14세	• 어린이 안전 리포트카드 : 부모 훈련, 교통 안전 상황교육, 아이들에게 교통 안전을 설명하는 경찰관, 시뮬레이션, 아이들 의 안전증진, 유치원들의 환경변화과정
중국	Hong' qiao	0~14세	• 학교 주위환경개선 • 법률 카드 핸드아웃
일본	Kameoka	0~14세	• 학교폭력 예방 • 안전한 학교환경
호주	Palmerston	0~14세 15~24세	• 걷기 안전한 학교 • 학교폭력방지 • 학교휴일프로그램 • PetPEP
세르비아	Backi Petrovac	0~14세	• 아이의 안전에 관한 사전 활동 조사 : 감독 의무: 휴식 동안 선생님들의 권고 의무 :교육 : 학교에 학생들 안전을 보강하는 규정 : 학생들 안전을 목표로 하는 활동

표 4-6. 지역안전 프로그램—자살 · 폭력예방

국가	도시	대상자	사업내용
중국	Youth Park Community	전연령	• 사회 경찰 : 사회의 안전을 강화하고 범죄발생을 최소화하기 위하여 Safety Patrol 설립—110서비스 : "Activities against domestic violence": 가정 폭력예방 프로그램으로소개
		25~64세	• Health Service centre: 그들의 신체, 정신적 손상을 최소화하기 위하여 가정폭력으로 고통 받은 모든 피해자를 위해 심리 서비스 및 치료를 제공함 • "Women's Sheltering Centre": 2002년 7월에 설립: 심리학치료, 법적인 조언, 법적 도움 그리고 치료의 서비스를 제공함. • "가정폭력" 책자 6,000부와 "가정 폭력을 근절하여 행복한 삶을 만들자" 라는 표제를 붙인 계획안 10,000부를 가정에 배부
		15~24세	〈고위험군〉 • 장애인들을 위한 프로그램 : "Community Love Delivery" 쇼핑 버스 : 장애인들을 위한 집 밖의 안전과 편이성 향상 〈자살〉 • 노인 자살의 예방을 위한 공동의 프로젝트 : 미리 대책을 강구하는 접근을 통해서 노인 자살의 문제와 관련되고 노인의 정신 건강의 공공 의식 증진시키기 위함 : 노인 자살 사건을 다루기 위한 필요한 기술을 가진 전문가 갖춤 : 노인들 사이의 정신 건강의 증진과 노인 자살을 다루는 공동으로 작용할 수 있는 서비스 모델의 안내자 : (1단계) 생명의 전화, (2단계) 전문가 상담, (3단계) 노인정신의학전문가
이스라엘	Raanana	전연령	• 성폭행을 당한 사람들을 위한 생명의 전화(hot line) • 지역사회 순찰 : 폭력과 테러리즘에 대항한 싸움을 돕기 위하여 지역 시민들이 거리 순찰
		15~24세	〈자살〉 • 청소년을 위한 새로운 클리닉 설립 : 문제의 범위를 넘어서서 청소년을 돕기 위하여 여러 분야에 걸친 직원 포함 될 것임 : 클리닉의 부분으로써 건강 직원들은 자살 예방과 비폭력 환경을 장려하기 위하여 개입할 것임 • 장애가 있는 사람들 접근: 보도와 주차장 개선
노르웨이	Bergen	전연령	〈폭력〉 • 식당과 바 등에서의 폭력 예방을 위하여 식당 부분 포함, 허가를 위한 지자체 사무실, 경찰이 협력하여 위험한 상황을 다루는 직원을 위한 방침
에스토니아	Rapla County	15~24세	• 알코올 소비와 남용 조사 : (대상) 10~11세, 13~14세, 17~18세의 학생 : (년도) 2001, 2002, 2003, 2004년 • 전문가에 의한 응급 처치 훈련 (교사와 체육관 학생)

표 4-6. 지역안전 프로그램–자살 · 폭력예방(계속)

국가	도시	대상자	사업내용
노르웨이	Trondheim	전연령	〈고위험집단〉 : 신체적, 정신적 학대 또는 성폭행을 가진 여성을 위한 도움 : 지원, 의학적 조사, 만일 필요하다면 성폭행 여성의 관찰과 치료 : 폭력의 희생자에게 조언 제공 : 18세 이하의 사람들은 원조를 위하여 경찰서에서 어린이 복지 응급 서비스 접촉 : 폭력과 공격성향의 문제를 가진 사람들을 위한 도움 제공 : 폭력 또는 강간의 문제를 가진 사람들은 사건이 경찰에 보고되었든 아니든 간에 변호사에게 무료로 상담 받을 자격을 줌 : 문제를 가지고 있는 사람들과 젊은이들의 주위 환경 또는 개인적인 것에 대해 걱정하는 성인과 젊은 사람들은 약물 남용의 사람들을 위한 안내 전화 연결 가능 : 청소년 선서는 동기 유발을 위해 사용되며 범죄로부터 벗어나기 위한 젊은 범죄자를 돕고 법의 체제 안에서 규칙적인 삶을 확립 : 정신적인 질병이 있는 젊은 사람들은 그룹 치료 제공 : 20세 이상의 젊은 사람들과 어린이들을 위한 건강 클리닉: 흡연에 대한 생각을 거절하기 위한 개념을 얻게 하며, 젊은 사람들 사이에 약물 남용의 일을 하며 알코올의 최초 접촉을 연기하는 일 : 임신한 약물남용사용자들을 지원하기 위한 건강 클리닉 설립 : 현재 교도소에 수감된 남성 약물 남용자들을 위한 해독 클리닉 계획됨 : 근친상간의 문제를 가진 18세 이상의 남성과 여성들은 그들 스스로와 그들의 가족들을 돕는 것이 제공
		0~14세	• Natteravner(Norwegian version of Guardian Angel): 밤에 밖으로 나가는 젊은이들과 어린이들을 돕기 위하여 매주 금요일 밤과 일부 토요일 밤에 거리를 순찰
노르웨이	Vågå kommune	15~24세	〈고위험집단〉 • The Night Owls : 폭력, 약물과 알코올 같은 문제를 예방하기 위해 주말마다 야간에 순찰하는 자발적인 부모들의 모임
노르웨이	Ski Municipality	0~14세	• 어린이 보건소 : 사고예방–상담, 호출전화, 안전백 • 유치원에서 사용하기 위해 준비 • 화재경보기, 담배종이, 장난감 크기에 맞는 test cylinder, 창문, 문, 서랍 등 안전 블록, 다양한 종류의 반사체, 전기콘센트, 미끄럼 방지 매트 등 : 유치원–모든 유치원에 사고, 질병 등 응급사태에 대한 기획 : 놀이터 기구의 등록 • 지도감독, 규칙에 의해 시행
대한민국	Suwon	전연령	〈자살〉 • 자살예방사업을 위해 2001년 6월 아주대학교 병원 내에 자살예방 센터설립. : 자원봉사자에 의한 24시간 응급 전화상담 : 자살시도자 전문상담

표 4-6. 지역안전 프로그램–자살 · 폭력예방(계속)

국가	도시	대상자	사업내용
덴마크	Viborg	0~14세 15~24세	〈폭력〉 • 청소년의 범죄 예방을 목적으로 하는 SSP(School-Social welfare services-Police) Group 설립 • 1998년 다부문팀이 설립 : 어린이와 청소년의 성적학대와 관련된 조언이나 충고를 제공 : 매뉴얼을 준비하기도 했음 : 주제로는 "나의 일상적인 삶에 있어 폭력과 위협", "정신적 응급처치", "치료 갈등과 개인간 안전"이 있음
호주	Melbourne		〈고위험집단 • 의도적 손상〉 • 약물과 관련된 손상 : The ACT pilot heroin trial의 도입을 포함한 서비스의 향상된 범위 주장 : 약물을 사용하는 사람들에게 약물과 관련된 주요문제 토의 및 연구하여 시사토론을 개최하거나, 약물을 주입함으로써 미치는 영향에 대한 정보를 공급
뉴질랜드	North Shore City	전연령	• 자살예방 • 공공장소 CCTV 모니터링 • 가정폭력 • 지역사회 순찰
캐나다	Brampton	전연령	• 폭력예방법(2007) • 범죄예방 아카데미 • 범죄 스토퍼 프로그램 • 주민 감시단위(고등학교 감시) • 청년 교육과 안전 프로그램 • 컴퓨터 및 인터넷 안전 워크숍 • 포괄적인 학교 폭력 프로그램
중국	Wangjing Community, Beijing	전연령	• 조화된 가족 프로젝트 • 화목한 가족교육 센터(17개 주택지에 화목한 가족 교육 클럽들과 전문가들에게 100 가구당 상담가배치) 설립 • 가족 상담가들은 심리적 요인들에 의해 야기된 자살, 폭력 그리고 손상를 예방하기 위하여 아이들 교육, 가족 조화, 가정 안전, 심리적 훈련 안내 제공
스웨덴	Staffanstorp		• 가정 내 폭력에 대한 전반적인 행동 계획 • 젊은 범죄자들을 위한 재활프로그램.
호주	Palmerston	전연령	• 알코올 중독자 관리 • 폭력을 줄이기 위하여 경찰과 유관기관의 협력 • 학교폭력반대운동
세르비아	Backi Petrovac		• 주단위의 알코올과 약물 예방 프로그램

부록

1. 국제안전도시 네트워크 현황

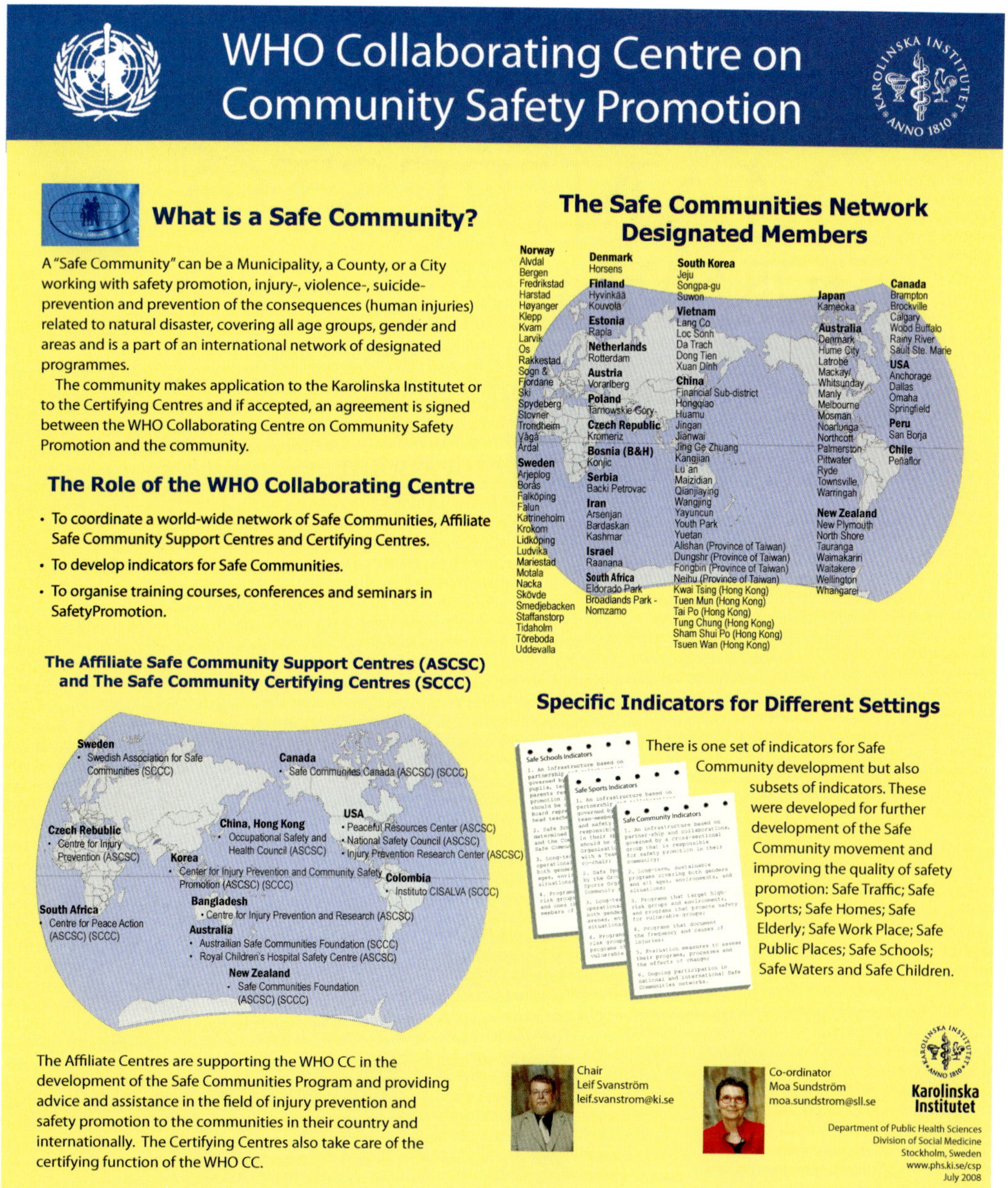

WHO Collaborating Centre on Community Safety Promotion

KAROLINSKA INSTITUTET ANNO 1810

What is a Safe Community?

A "Safe Community" can be a Municipality, a County, or a City working with safety promotion, injury-, violence-, suicide-prevention and prevention of the consequences (human injuries) related to natural disaster, covering all age groups, gender and areas and is a part of an international network of designated programmes.

The community makes application to the Karolinska Institutet or to the Certifying Centres and if accepted, an agreement is signed between the WHO Collaborating Centre on Community Safety Promotion and the community.

The Role of the WHO Collaborating Centre

- To coordinate a world-wide network of Safe Communities, Affiliate Safe Community Support Centres and Certifying Centres.
- To develop indicators for Safe Communities.
- To organise training courses, conferences and seminars in SafetyPromotion.

The Affiliate Safe Community Support Centres (ASCSC) and The Safe Community Certifying Centres (SCCC)

Sweden
- Swedish Association for Safe Communities (SCCC)

Canada
- Safe Communities Canada (ASCSC) (SCCC)

Czech Rebublic
- Centre for Injury Prevention (ASCSC)

China, Hong Kong
- Occupational Safety and Health Council (ASCSC)

USA
- Peaceful Resources Center (ASCSC)
- National Safety Council (ASCSC)
- Injury Prevention Research Center (ASCSC)

Korea
- Center for Injury Prevention and Community Safety Promotion (ASCSC) (SCCC)

Colombia
- Instituto CISALVA (SCCC)

South Africa
- Centre for Peace Action (ASCSC) (SCCC)

Bangladesh
- Centre for Injury Prevention and Research (ASCSC)

Australia
- Australian Safe Communities Foundation (SCCC)
- Royal Children's Hospital Safety Centre (ASCSC)

New Zealand
- Safe Communities Foundation (ASCSC) (SCCC)

The Affiliate Centres are supporting the WHO CC in the development of the Safe Communities Program and providing advice and assistance in the field of injury prevention and safety promotion to the communities in their country and internationally. The Certifying Centres also take care of the certifying function of the WHO CC.

The Safe Communities Network Designated Members

Norway: Alvdal, Bergen, Fredrikstad, Harstad, Høyanger, Klepp, Kvam, Larvik, Os, Rakkestad, Sogn & Fjordane, Ski, Spydeberg, Stovner, Trondheim, Vågå, Årdal

Sweden: Arjeplog, Borås, Falköping, Falun, Katrineholm, Krokom, Lidköping, Ludvika, Mariestad, Motala, Nacka, Skövde, Smedjebacken, Staffanstorp, Tidaholm, Töreboda, Uddevalla

Denmark: Horsens

Finland: Hyvinkää, Kouvola

Estonia: Rapla

Netherlands: Rotterdam

Austria: Vorarlberg

Poland: Tarnowskie Góry

Czech Republic: Kromeriz

Bosnia (B&H): Konjic

Serbia: Backi Petrovac

Iran: Arsenjan, Bardaskan, Kashmar

Israel: Raanana

South Africa: Eldorado Park, Broadlands Park - Nomzamo

South Korea: Jeju, Songpa-gu, Suwon

Vietnam: Lang Co, Loc Sonh, Da Trach, Dong Tien, Xuan Dinh

China: Financial Sub-district, Hongqiao, Huamu, Jingan, Jianwai, Jing Ge Zhuang, Kangjian, Lu'an, Maizidian, Qianjiaying, Wangjing, Yayuncun, Youth Park, Yuetan, Alishan (Province of Taiwan), Dungshr (Province of Taiwan), Fongbin (Province of Taiwan), Neihu (Province of Taiwan), Kwai Tsing (Hong Kong), Tuen Mun (Hong Kong), Tai Po (Hong Kong), Tung Chung (Hong Kong), Sham Shui Po (Hong Kong), Tsuen Wan (Hong Kong)

Japan: Kameoka

Australia: Denmark, Hume City, Latrobe, Mackay/Whitsunday, Manly, Melbourne, Mosman, Noarlunga, Northcott, Palmerston, Pittwater, Ryde, Townsville, Warringah

New Zealand: New Plymouth, North Shore, Tauranga, Waimakariri, Waitakere, Wellington, Whangarei

Canada: Brampton, Brockville, Calgary, Wood Buffalo, Rainy River, Sault Ste. Marie

USA: Anchorage, Dallas, Omaha, Springfield

Peru: San Borja

Chile: Peñaflor

Specific Indicators for Different Settings

There is one set of indicators for Safe Community development but also subsets of indicators. These were developed for further development of the Safe Community movement and improving the quality of safety promotion: Safe Traffic; Safe Sports; Safe Homes; Safe Elderly; Safe Work Place; Safe Public Places; Safe Schools; Safe Waters and Safe Children.

Safe Schools Indicators

Safe Sports Indicators

Safe Community Indicators

Chair
Leif Svanström
leif.svanstrom@ki.se

Co-ordinator
Moa Sundström
moa.sundstrom@sll.se

Karolinska Institutet
Department of Public Health Sciences
Division of Social Medicine
Stockholm, Sweden
www.phs.ki.se/csp

July 2008

2. 안전도시 선언문

1st WORLD CONFERENCE ON ACCIDENT AND INJURY PREVENTION 1989

MANIFESTO
FOR SAFE COMMUNITIES

Safety – A Universal Concern and
Responsibility for All

Adopted in Stockholm
20 september 1989

Sponsored by
World Health Organization

MANIFESTO
FOR SAFE COMMUNITIES

Safety – A Universal Concern and
Responsibility for All

MANIFESTO FOR SAFE COMMUNITIES

SUMMARY

In Stockholm, Sweden, at the First World Conference on Accident and Injury Prevention, 500 delegates from 50 countries met to discuss the immense injury and accident problem and the need for action. The Stockholm Conference was held in response to the urgent need for promoting accident and injury prevention and to mitigate their consequences on the health of people.

Injuries are one of the major public health problems in the world. Each year, in virtually every country, injury is the number one cause of death among children and young adults. Injuries disproportionately affect socially and economically disadvantaged groups. Worldwide, injuries result in nearly three million deaths and account for one-third of all hospital admissions. Globally. the annual medical, social, and lost productivity costs of workers exceed $500 billion (US).

Despite the size of the injury problem, most nations do not yet recognize injury prevention as a priority goal. Almost every country needs to increase investment in research and increase support for control programs. Politicians and decision-makers must be made aware of the catastrophic consequences of injuries and of methods to prevent injuries.

Individual, group, and governmental violence is also a part of the injury problem. Assault, abuse, rape, and suicide are important causes of injuries, permanent disabilities, and death.

Equal right to health and safety – a fundamental premise of the World Health Organization's (WHO's) Health for All Strategy and also of the WHO Global Program on Accident Prevention and Injury Control – can be achieved only by reducing injury hazards and by reducing the differences in accidents and injury rates among groups of different social levels. Accident and injury prevention should be part of every child survival and primary health-care program. Community-level programs for accident and injury prevention – "Safe Community" programs – are key to reducing and preventing injuries. In both developing and developed countries, wherever the community has participated, prevention programs have lead to Safe Communities.

Those involved in programs to prevent and control injuries and accidents must first identify and characterize the injury problem and evaluate which groups are most vulnerable. Accident and injury prevention programs must then focus on the vulnerable groups that usually include children, the elderly, and the disadvantaged. At regular intervals, program staff should carefully evaluate the effectiveness of any interventions efforts they implement. As part of its national health plan, each government should formulate a policy and a plan of action to launch and sustain accident and injury control programs. Governments should strengthen any existing community action programs and coordinate the work of health and safety agencies, social and economic authorities, professional and voluntary organizations, private industry, and the news media. Accident and injury prevention programs must be expanded in agriculture, industry, education, housing, leisure, public works. Governments should create environments supportive of injury prevention by reducing the hazards associated with modern amenities, such as motorized transport and manufactured products. In other words, safety should be a normal component of policies and programs for sustainable development.

Others, too, must undertake important tasks to foster the development of Safe Communities. The communications media should assist in educating the public and in interpreting complex policy issues on safety. Educational institutions must initiate programs to train people to work in the field of accident and injury control. International bodies must establish and strengthen networks of researchers and program managers who will train, disseminate information and share technology.

Only through concerted multisectoral efforts involving international organizations, national and local governments, and private and nonprofit educational, social, and economic groups can accidents and injuries be prevented and controlled. Such efforts are needed to ensure a safe community for all citizens.

FIRST WORLD CONFERENCE ON ACCIDENT AND INJURY PREVENTION

During the First World Conference on Accident and Injury Preventioin, two preconferences, and six postconference meetings, researchers and practioners in the fields of biomechanics, community action and evaluation, occupational injury prevention, injury prevention among the elderly, child injury prevention, and dental injury prevention discussed aspects of injury prevention and control. Posters and papers presented at the conference covered the following themes:

- Involving People and the Community
- Strategies for Accident and Injury Prevention on the Local, Regional, National, and International Levels
- Promoting Intersectoral Infrastructures for Cooperation
- Involving the Health Sector
- Involving the Environmental, Safety, and Design Sectors
- The Roles of the Insurance Sector and Industry
- Cultural and Socioeconomic Determinants of Injury Causation: Poverty, Underdevelopment, and Safety
- Environmental Control and Product Safety
- The Role of Health Education and the Mass Media

DEFINITION OF TERMS

We use the terms accident and injury because we speak many different languages and each country has its own historical and cultural contexts. To reach agreement on the common use of terms, we must clarify our terms and eliminate counterproductive connotations.

An "accident" is an event that results or could result in an injury. One unfortunate connotation of accident is that such an event and its outcomes are unpredictable or random and, therefore, uncontrollable or not preventable. We believe that the determinants of these events can be studied and understood and that this new understanding can be used to prevent accidents. For a program of injury control to succeed, everyone must have a sense of the predictability and the preventability of accidents.

Our use of the word injury implies that we are interested injury or only in events that result in an injury. We emphasize that accident and injury prevention includes even those events that could, but do not always, lead to injuries. In addition, the term injury here includes not solely biological or physical injuries but also adverse psychological and social consequences.

Besides preventing injuries, accident and injury prevention programs include strategies to improve the care for acutely injured persons and to conduct rehabilitation programs. Injuries are the result of events and behaviors that have environmental, biological, and behavioral determinants that can often be reduced or eliminated.

SITUATION ANALYSIS

Worldwide, injury is a major health problem. In virtually every country, injury among children and young adults is the number one cause of death. Injury is also a major cause of death and disability among elderly adults.

Injuries nave enormous individual, social, and economic consequences neither governments nor the public fully understand. Each year worldwide, nearly three million deaths are reported from injury and poisonings; more than two million of these deaths occur in developing countries. Whether occurring in a child, in a working adult, or in the elderly, injury deaths have an enormous societal impact; they profoundly affect surviving family members, friends, and communities.

Worldwide, injuries are responsible for up to one-third of all hospital admissions. Caring for the injured is costly because of demands for emergency services and therapeutic care, rehabilitation, and lifelong assistance to the permanently disabled. Annually, the medical, social, and lost productivity costs of all injuries are estimated to exceed $500 billion (US) worldwide. The social and psychological costs of permanently disabling injuries for individuals and their families are only now becoming understood.

Injuries can occur anywhere and anytime: in traffic, at home, at school, during sports and leisure events, and at work. The rate of injury in each of these settings varies from country to country and from community to community. For example, in most developed countries, the leading cause of death and permanent brain or spinal cord disability occurs among motor vehicle occupants. By contrast, in some developing countries, most serious injuries occur among pedestrians, motorcyclists, and those who use mass transportation systems.

Individual, group, and governmental violence is a major health problem that must be addressed by accident and injury prevention programs. Assault, abuse, rape, and suicide attempts cause injuries and often result in permanent disabilities or death. Safety in a safe community must protect citizens from all violence.

All nations must establish injury prevention as a priority goal. Increased research investment and increased support for control programs are needed in virtually every country. In many countries, significant progress has been made in occupational and traffic safety. Hardly any country, however, has made significant progress in preventing other kinds of injuries. Greater advances in preventing all injuries can, we believe, be made by focusing on community programs and by public participation in those programs.

Few countries have established adequate policies and programs, and few have allocated sufficient resources to prevent accidents and injuries. Politicians and decision-makers in the health services and in other relevant sectors of society, such as education, justice, transportation, housing, labor, commerce, and social welfare, must be made aware of the catastrophic consequences of injuries. People working and living in their communities must learn that many injuries are preventable.

THE MANIFESTO FOR SAFE COMMUNITIES - GENERAL STATEMENTS

Safety - A Universal Concern and Responsibility for All

EQUITY

All human beings have an equal right to health and safety. This principle of social policy is the fundamental premise of the World Health Organization's (WHO's) Health for All Strategy and for the WHO Global Program on Accident Prevention and Injury Control. Safety for all can be achieved by reducing injury hazards and by reducing the differences in accidents and injury rates among socioeconomic groups. Politicians and decision-makers at all government levels are challenged to ensure that all people have an equal opportunity to live and work in safe communities.

Inequality in the safety status of an individual in developing and developed countries is of concern to all countries. National leaders must foster international collaboration to find solutions to this global problem. We believe that each country has a responsibility to ensure that exported products and technologies conform to international safety standards.

COMMUNITY PARTICIPATION

Some communities in developed and developing countries have begun community actions which have lead to safe communities. We believe, therefore, that research and demonstration projects for injury prevention and control must include community-level programs. These demonstration projects will reveal how best to achieve safe communities.

Although technological advances have greatly improved traffic safety, risks still remain. To help progress further in traffic safety, the public must become actively involved. To prevent injuries -in the home and during leisure activities, for which technological solutions are less well developed, public awareness and participation in prevention programs is even more important.

To develop safe communities, local situations, unique resources, and the important cultural and socioeconomic determinants of injury must be understood and taken into account. These and other factors should be identified through intersectoral collaboration of individuals and organizations.

People have the right, and some would say the duty, to participate in planning and implementing their community's safety program.

NATIONAL AND INTERNATIONAL PARTICIPATION

As part of its national health plan, each government should formulate a national policy and a plan of action to create and sustain safe communities. All national health authorities urgently need to develop national safety goals and plans to achieve these goals. We believe that good plans depend on the cooperation and participation of many sectors.

Countries should cooperate with each other to ensure the development of safe communities. Information about the experiences of safe communities in one country benefits other countries.

RECOMMENDATIONS FOR ACTION

The Stockholm conference has identified four safe community action areas:

I. Formulate Public Policy for Safety

Governments need to invest greater human and fiscal resources to promote safety and to improve citizens' health. A safe life is a basic right; a safe life leads to a longer, more productive life, costs. All nations should adopt a general policy for safety, which may include the complementary approaches of legislation, fiscal measures, and organizational change. A national program for accident and injury prevention should provide guidelines to achieve safe communities and should foster intersectoral collaboration at national and community levels.

High injury and disability rates occur among many underprivileged and disadvantaged groups as well as in groups of children, the elderly, the disabled, and women. Closing the gap between injury rates among the disadvantaged and the rest of society requires that governments formulate policies that give high priority to accident and injury prevention among vulnerable groups. Other factors, such as alcohol and drug use, that contribute to accidents and injury rates must be addressed in public policies as well.

Increasingly rapid technological changes and the expanded use of technology pose new challenges to public safety. Technologic changes often cause new safety hazards or change the groups exposed to hazards. Government policies regarding new technology must help to minimize any hazards and develop modifications if injury rates increase. In addition, national governments are urged to cooperate in developing international safety policies that will limit the adverse effects of changing technology on injury rates in other nations.

Corporate and business interests, non-governmental organizations, and community groups all influence safety. These groups, organizations, and corporations should be encouraged to adopt policies that will preserve and promote safety for all, and they should help form and cooperate with governmental policies. Labor unions, industry management, academic institutions, and religious leaders all have the opportunity to act in the interest of improved health and safety for everybody. New alliances to promote safety must be encouraged.

Improved public safety requires first that the identification of obstacles to safety and to the adoption of safety policies be identified. Next, methods to remove the obstacles must be developed. Policy makers and individuals must learn that choosing safety is the easiest, least expensive choice.

II. Create supportive Environments

People live and work in environments that can pose unnecessary risks of accidents and injury. People use products that can be unnecessarily and often unexpectedly hazardous. Since environmental and product hazards are often similar in different countries, an international system for sharing information is urgently needed. People who develop efforts to safeguard humans from the injurious effects of mechanical, chemical, and electrical energy must recognize that people like extremely diverse environments because this diversity enriches their lives.

A balance must be found between the hazards and benefits of modern amenities such as motorized transportation. Those committed to safe communities must develop an approach which emphasizes consultation, negotiation, and coalition-building. Strong advocates are needed to put safety and injury control high on the policy makers' agenda. Nongovernmental organizations must be encouraged to endorse safety activities. The news media must assist in-the public's education and in interpreting complex policy issues on safety and injury control.

Educational institutions must recognize that they, too, have a role in preventing injuries. They can take the lead in developing curricula to enable their students to create safe environments. If students change their own behaviors regarding safety, they can influence family members, such as younger brothers and sisters.

We recommend that local, national and international bodies establish and strengthen networks of researchers, training personnel, and program managers for accident and injury prevention. Members of such networks can analyze and implement public safety policies. They can also exchange of experiences at local, national, and international levels.

III. 8trengthen Community Action

Some community-based accident and injury prevention programs, in both developing and developed countries, have successfully reduced injuries. Such programs succeed when citizens, local organizations, and government agencies all become cooperatively involved in their community safety programs. Integrated local programs can reduce injuries without receiving substantial new financial resources. When the public's knowledge about accidents and injuries and successful countermeasures is increased, and when local skills are properly focused, communities can design and execute excellent injury reduction programs.

Accident and injury prevention requires coordinated action by many groups. Safety is the responsibility of governments, health, safety agencies, social and economic authorities, nongovernmental and voluntary organizations, industry, and the media. People in all walks of life are involved in safety as individuals and as members of families and communities.

Experience has shown that in a successful community program, there is only a short delay between the inception of prevention and control measures and decreases in injury rates. This rapid reward encourages community participants to continue their efforts. When injury rates are shown to decrease, safety measures can generally gain broad public support and are effectively promoted by the mass media.

Local accident and injury prevention programs should include information for safety personnel and the public, training for voluntary and paid personnel, and development of checklists and other tools that help identify behavioral changes and environmental modifications. Programs should not only aim at changing major hazards but also minor hazards.

Accident and injury prevention must be supported by efforts undertaken at many different points. Changes needed may consist of amendments to the current building codes or public health education campaigns. Safety measures can supplement each other. At least four elements seem essential: information and or advice, education and training, supervision, and environmental change.

Community efforts must be supported by other levels of government with technical advice, training, examples of materials, financial assistance, and evaluation. Care must be taken, however, to ensure that a community program is designed by community members, responds to community needs and uses community resources.

Vulnerable and politically important groups should receive particular attention. Prevention of childhood injuries should therefore be emphasized. Childhood injuries are closely related to stages of child development, and prevention strategies must take these stages into account. Abuse and injuries among women are also priority injury problems in many countries. Greater attention should be directed to defining these problems and to developing and implementing strategies for prevention.

IV. Broaden Public services

A safe community involves not only the health and safety sector, but also many other sectors, including agriculture, industry, education, housing, -sports and leisure, public works, and communications. These sectors must coordinate their efforts to achieve optimum results.

The health sector and safety professionals have a crucial role in collecting and disseminating information on injured people, injury patterns, the causes of the injuries, and the most hazardous situations. Such information provides local action groups with sufficient material to focus their work. Health personnel can participate in local community health education and safety promotion efforts.

National safety councils, which have multisectoral representation, can support development at the local level. In some countries, insurance companies have been instrumental in the establishment and work of these councils.

Programs to prevent and control injuries and accidents must include elements that identify and characterize the injury problem and evaluate the effectiveness of injury control interventions. Effective prevention of injuries depends on accurate knowledge of the problems, the groups at highest risk for injuries, and changes in injury rates over time. Acquiring such knowledge is one of the earliest steps in the development of a safe community. Injury surveillance systems should be developed in close cooperation with clinicians responsible for hospitals and emergency services, those responsible for surveillance of chronic and infectious diseases, and those responsible for public and community safety.

Accident and injury prevention programs must focus on the vulnerable groups of each community and on the most frequent and severe causes of injury. Networks of mother and child clinics, school health education programs, and welfare services for the elderly are among the many existing structures in which accident and injury prevention programs could be implemented for vulnerable groups.

Evaluating both the process and the outcome of an injury control program is important. Process evaluation will permit the identification of program elements that have and have not been successfully implemented. The overall effectiveness of a program can be measured through outcome evaluation. Within the framework of community-based and multisectorial accident and injury programs, methods to improve evaluating injury prevention measures are necessary.

GENERAL CONCLUSIONS

Participants at the First World Conference on Accident and Injury Prevention call for -urgent and effective national and international action to develop and implement "Safe Communities" throughout the world. They urge governments, WHO, other international organizations, multilateral and bilateral agencies, non-governmental organizations, funding agencies, all health and safety workers, and the whole world community to support national and international commitment to safe communities. Conference participants urge all parties to provide increased technical and financial support for this purpose. Developing countries, in particular, need such support. Participants agree to help disseminate and implement the recommendations of this manifesto.

First World Conference on Accident and Injury Prevention

Sponsored by
World Health Organization

Organized by
Karolinska Institute, Department of Social Medicine, Kronan Health Centre
The.Scientific Council of the Folksam Insurance Group
Swedish National Board of Health and Welfare
Centers for Disease Control, Department of Health and Human Services (U.S.A.)
European Consumer Product'Safety Association

Stockholm, Sweden
September 17-20, 1989

3. 송파구 안전도시 영문 공인 신청서 전문

Government Publications Registration Number 08-4

SONGPA

"Application to Become a Member of the Safe Community Network" for International Designation as a Safe Community by WHO Collaborating Center on Community Safety Promotion

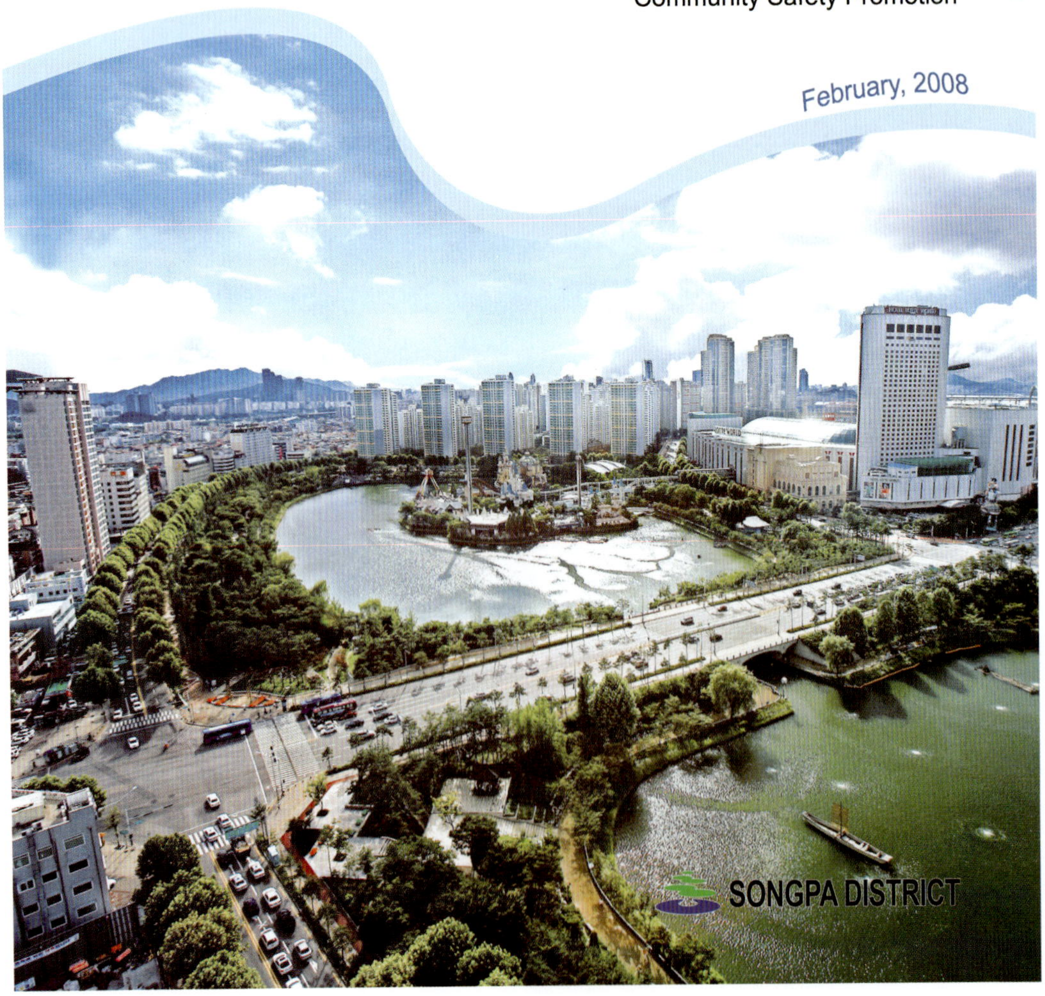

"Songpa will be a place where everyone can enjoy a healthy and safe life."

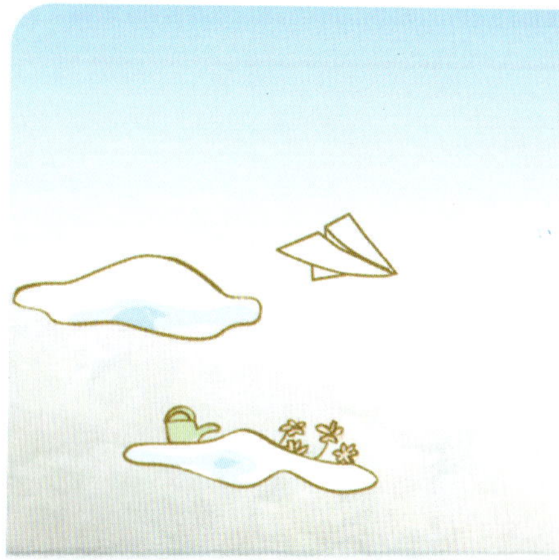

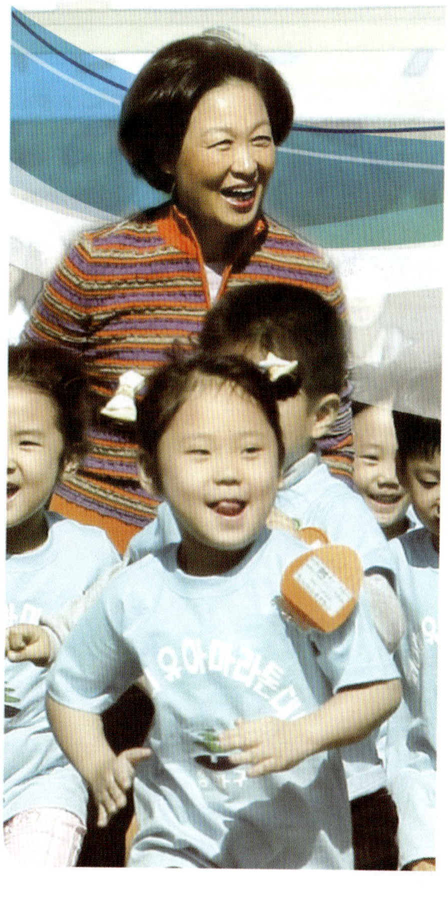

For Further Information Contact

Administration Staff

Kim, Inguk
Executive Director
Songpa District Office, Public Health Center

Park, Sunghae
Director
Songpa District Office, Sanitation Division

Kim, Yongki
Manager
Songpa District Office, Sanitation Division, Safety Management Official

Oh, Haegun / Ham, Hyonjeen / Kim, Eunjoung
Songpa District Office, Sanitation Division, Safety Management Official

#326 olympic-ro, Songpa District, Seoul
138-702, Korea

Phon : +82-2-410-3723
Fax : +82-2-410-3426
E-mail : safe@songpa.go.kr
HomePage : www.songpa.go.kr

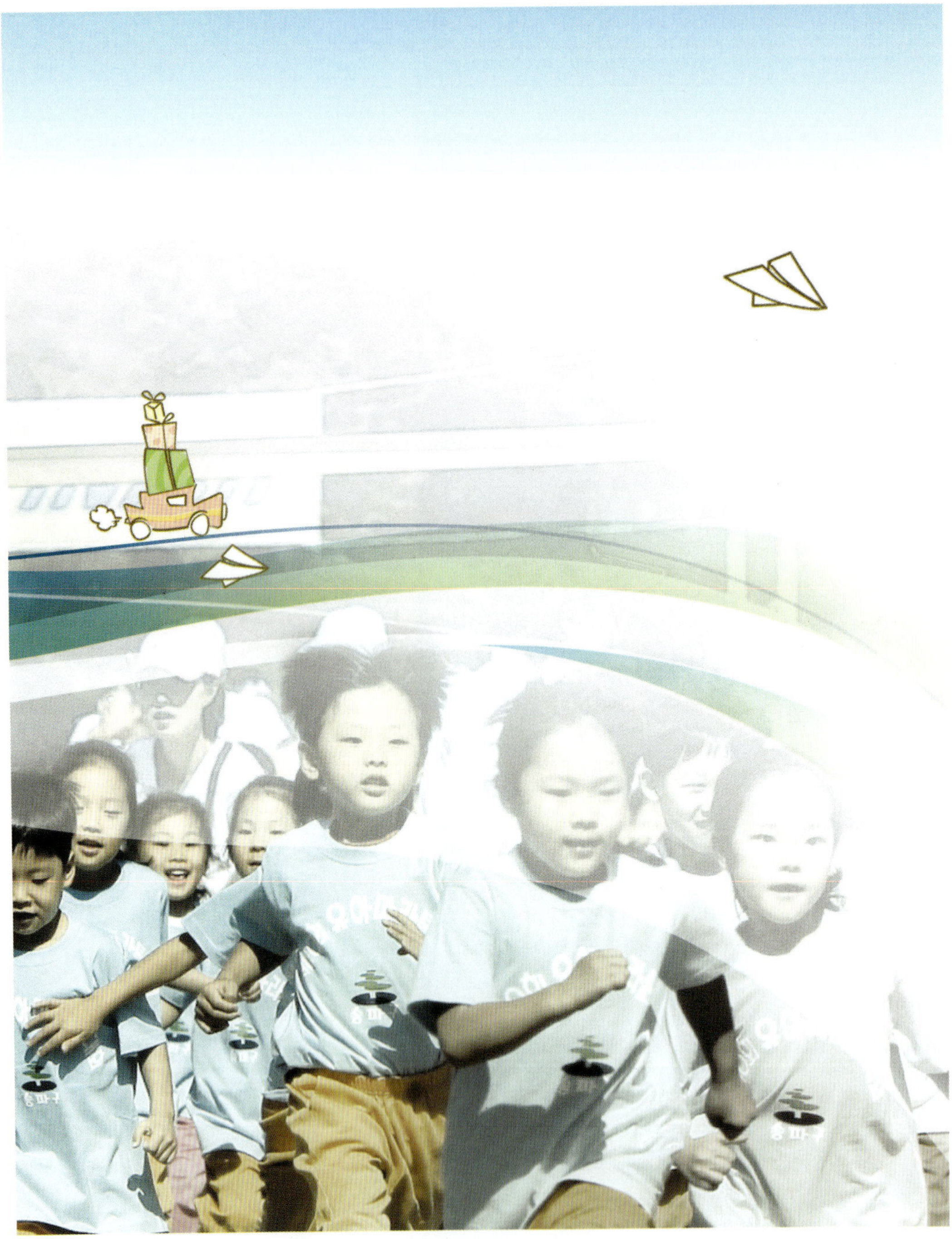

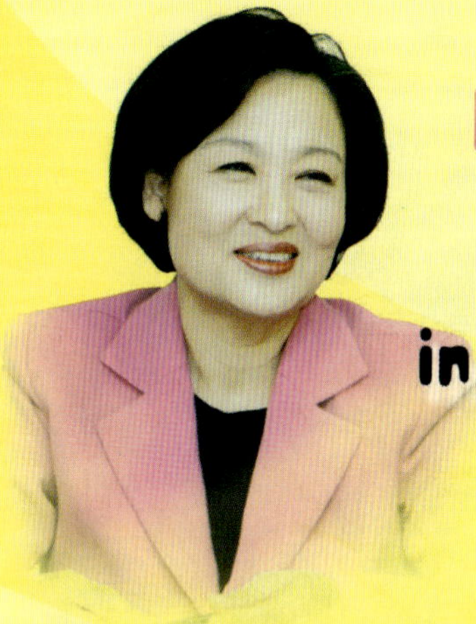

Realization of Safe Community in Respect for human rights

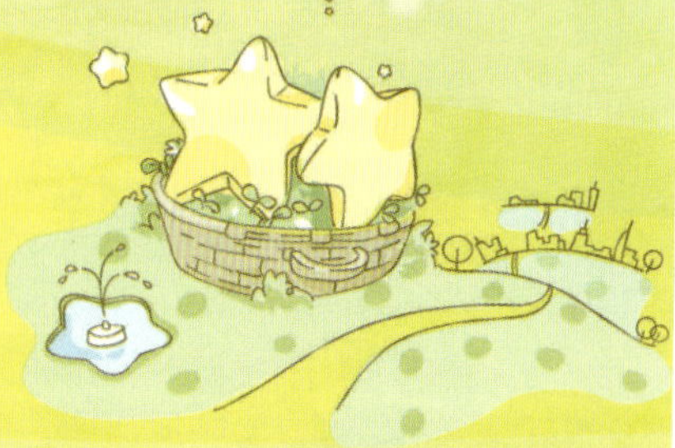

Songpa District is one of the beautiful city blessed by nature. It is surrounded by the Cheongnyang Mountain and the river runs through its four sides. As the ancient capital of Baekje Dynasty about 2,000 years ago, it has blossomed its culture, influencing much on Japan, China, and South East countries. Today, it remains as a Community in harmony with tradition and modernity, where the 1986 Asian Games and 1988 Seoul Olympic Games were held.

With its long history and cultural heritage, Songpa District now aims at being more cultural humanity city in 21C, the age of local government. Especially, the year of 2008 marks 20th anniversary of Songpa District office, and to we set the objectives to be certified as Safe Community by the WHO Collaborating Center on Community Safety Promotion, having various efforts in cooperation with local communities.

In the result of our survey on injury status in our district, unlikely in other age population, the infants and children injury mortality rate was higher than the entire Seoul metropolitan average, and we have mainly processed the life safety promotion projects for children.

For example, we have provided safety education for parents and the safety facilities, renovation from playgrounds into safety parks, and the designated non-smoking parks and the safe houses. Safety instructors have been dispatched to conduct relevant education and the safety story books tale books been given out, in order to protect our children from danger.

Along with Safety Expo to provide comprehensive and scientific education, we set the ground for children to grow in safety environment by signing the safety insurance policies, and disseminated the safety manuals to the public.

We included home safety and Cardiopulmonary resuscitation (CPR) training in the civil defense exercise program to enhance public awareness, and provided other various programs by opening the dancing installing the safety bar in the Senior Center, and designating the elderly protection areas.

In order to develop and disseminate safety programs, we have made efforts to reduce social and economic loss as well as to enhance our residents' quality of life, by establishing mutual cooperative systems with domestic cities and international cities in Australia, Thailand, China.

Now we are supposed to show our injury and accident prevention program to the site visit reviewer team, and then modified insufficient parts from the feedback, making our best efforts to enhance the safety of our district residents.

We will continue to develop and disseminate the injury and accident prevention programs, and reduce social and economic loss in our district in compatibility with Standards of the International Safe Community Network, so that 620,000 Songpa District residents and 1,400 district staff may cooperate and produce good results.

February, 2008

Mayor of Songpa District Office

Kim, Young Soon

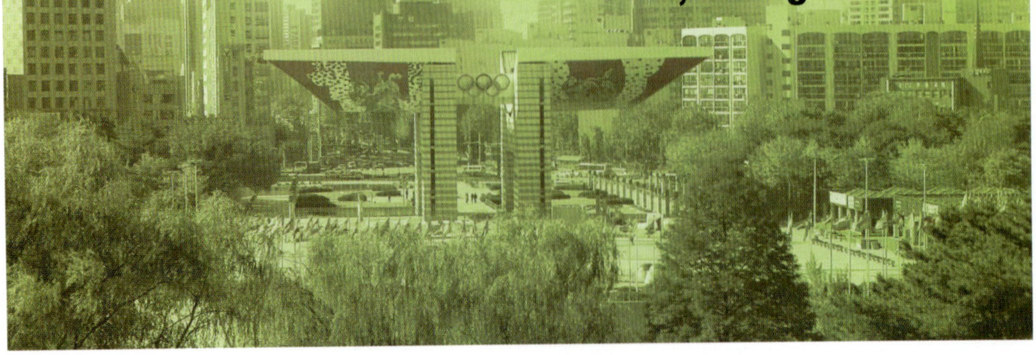

CONTENTS

1 Introduction of Songpa District

CHAPTER>>

1-1. Location and Climate

Songpa District is the town in Seoul City of the Republic of Korea. It is located in the south of the Han River (East longitude : 127°; North latitude : 37°), adjacent to Gangnam district, Gangdong district, Seongnam City and Hanam City.

With its four distinctive seasons, its climate is characterized with hot and humid in the summer and cold and dry in the winter. its average temperature for the year is 12.1C°, which is lower than the nation-wide average 13.06C°. Annual precipitation is 1,682mm, mostly in summer and fall, influenced twice or three times by the tropical cyclone and typhoon from the south east of the North Pacific.

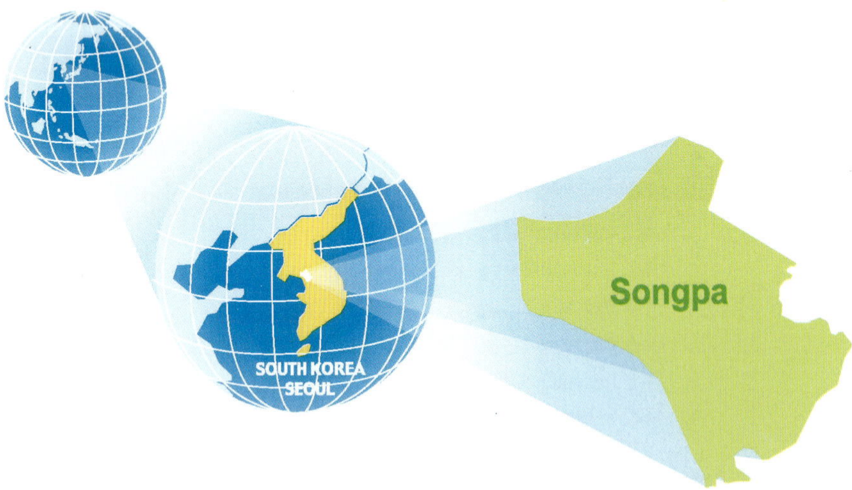

Figure 1-1 _ Location of Songpa District

1-2. Size, Population, Housings

The geographical size of Songpa District is 33.89㎢, where 623,876 residents in 237,517 households live. 18,408 people live per ㎢, the residential areas account for 21.15㎢(62.4%), commercial areas for 1.84㎢(5.4%) and green spaces account for 10.9㎢(32.2%).

The number of houses is 145,719 in total, among which the apartments account for 52.9%(77.094 households) and the town houses and multi-family houses account for 31.2%(45,573 households). It means that multi-types of house account for 84.1% of the entire houses.

Table 1-1 Population by the age in Songpa District

Age	Population	Male	Female	%
Total	623,876	307,693	316,183	100
0 ~ 9	58,712	30,438	28,274	10.5
10 ~ 19	87,145	45,452	41,693	13.8
20 ~ 29	108,384	52,801	55,583	17.1
30 ~ 39	112,873	53,379	59,494	18.1
40 ~ 49	109,535	52,771	56,764	17.3
50 ~ 59	82,499	40,820	41,679	13.2
60 ~ 69	40,168	20,483	19,685	6.3
70 ~ 79	17,496	6,880	10,616	2.6
80~	7,144	2,511	4,633	1.1

1-3. Economic, educational, cultural and other facilities

As of January 2007, the number of program in Songpa District is 40,311 with 215,629 employees, and the industry is composed of wholesalers/retailers, services, lodging/food, construction, manufacturers, education services, health and social welfare. Among which, the wholesalers/retailers account for 20.3%, with the largest portion, and then service industry accounts for 16.8% with the second portion.

Songpa District is a transportation hub easily accessible from all directions and conveniently located near the agricultural and fisheries wholesale market and the Lotte World. Now it will take its best leap since the Seoul Olympic games, because Seoul Southeast Region Distribution Complex is under construction and the up-to-

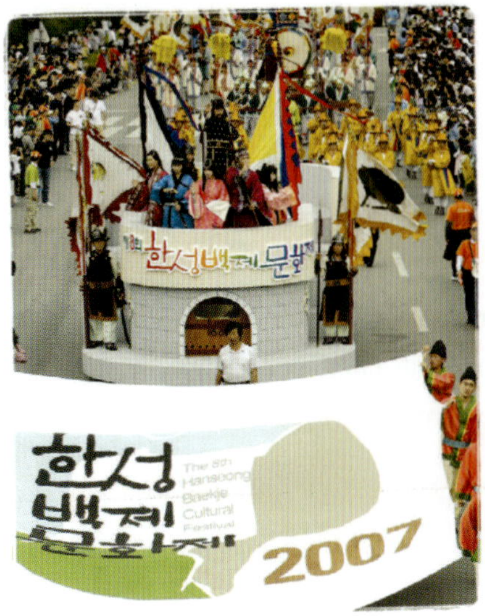

Figure 1-2 _ Hanseong Baekje Cultural Festival

date industrial complex in Munjeong District and the Songpa New Town and the Geoyeo/Macheon are expected to be developed.

Songpa District is well equipped with cultural and social welfare infrastructures including Seoul Norimadang, Songpa Culture & Arts Center, Mongchon Museum of History, Songpa Public Library and Soma Museum of Fine Arts.

The Jamsil Seoul Olympic Stadium and the Olympic Parks are lined with gymnasium facilities, and the Soma Museum of Fine Arts often hold the worldwide and large-scale cultural projects.

96 public agencies are located including the police stations, Office of Education, and Seoul Olympic Sports Promotion Foundation, and that 209 social welfare facilities include Songpa Women's Cultural Center and the Youth Center. In addition, Asan Medical Center, the largest in the East is located, as well as 850 other medical institutions and 73 schools.

As the historic site, Songpa District has the cultural heritages such as Pungnap Toseong; Seokchon-dong Ancient Baekje-era Stone Mound Tombs; Bangi-dong Ancient Baekje-era Tombs; Mongchon Toseong(Mud Rampart), and famous for Songpa Sandaenori or Songpa Daribalgi. Especially, 'Hanseong Baekje Cultural Festival' highlights the history and culture of those eras, in which the central government-led 54 large scale cultural festivals are included and more than 1 million participants enjoy.

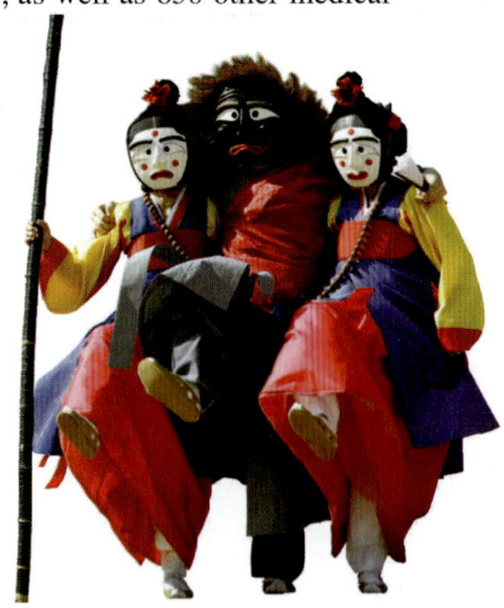
Figure 1-3 _ Songpa Sandae Nori (Masked Dance)

1-4. District office status

- **Administrative organization** : 5-offices 1 director system; 28 divisions; 28 buildings; 1 Community health center(3 departments), 1 Council Secretariat
- **Staff** : 1,467(District office: 1,014, Community health center: 88 buildings and 337 staff, Council Secretariat : 28)
- **Financial size** : KR 326,802 million won(General: 295,208 million won, Special: 31,594 million won)

1-5. Symbol of Songpa District

Symbol mark

The oval meaning the olympic city is transformed to express the pine tree, the District symbol tree, containing the environmental message to clean and good to live as well as the dynamic and prosperous image.

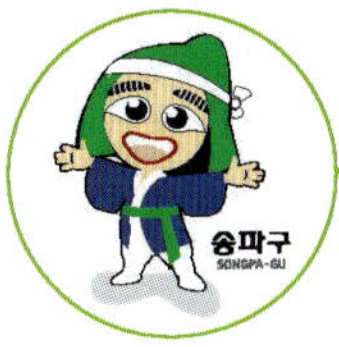

Sori

It means Songpa District as young and lively autonomous district opening the future of Seoul in 21C.

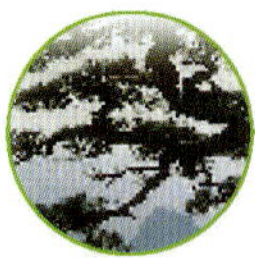

District Tree

Pine tree

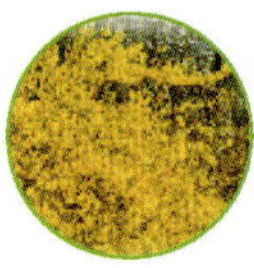

District Flower

Forsythia

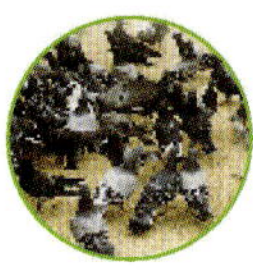

District Bird

Dove

2 Overview of Safe Community Songpa

CHAPTER>>

2-1. Background

Scientific technology and industry development have recently reduced the birth rate and morbidity rate, increasing life expectancy. In addition, there is more rising interest on the injuries from non-infectious disease, chronic degenerative diseases, road traffic injuries, fall and suicide rather than on the infectious disease in the past.

The health and safety intended through injury prevention, are basic human rights, which are determined by the interaction between the individual and environment. Therefore, interest on social and environmental impact and social Community approach are recently considered as effective alternatives, rather than the individual injury prevention and safety promotion projects in the past.

From the injury and morbidity occurrence trends for the past 10 years in Songpa District, it is noted that the rate tended to decrease from 32.9 in 1997 to 25.9 per 100,000 persons in 2000, but continued to increase since 2003. Especially according to the injury and morbidity related data in 2003, the 0~12 infants and children age group shoed higher injury mortality rate than that per the entire Seoul population. In addition, the age group over 60 also showed higher mortality rate than hat per the entire Seoul population, it is expected to bring about economic loss.

Songpa District is aimed at realizing the Safe Community in respect for human rights of all residents to live healthy and safe life. Our priority is set on making safe Songpa District that meets the objective. In this regard, we have processed Safe Community project as international Safe Community, mainly emphasizing on the injury prevention and safety promotion of the community and its members.

International Safe Community is the most effective and long-term beneficial approach in order to prevent the injury and promote safety in the Community level. It contains the mutual organized relationship among the Community members, social organizations and administrative agencies to continue on the injury prevention projects.

2-2. Process of Safe Community projects

Table2-1 Main contents of Safe Community Songpa projects

Year	Main processes
Feb 2005.	Designated as model autonomous district for Safe Community project in Seoul Metropolitan City
Mar 2005.	Set the basic plans for Safe Community Songpa
July 2005.	Performed the basic survey for Safe Community project
Feb 2006.	Set the 2nd year plans for Safe Community Songpa
Sep 2006.	Signed with affiliate center of Safe Community (Center for injury prevention & Community Safety Promotion, Ajou University)
Nov 2006.	Enacted by-laws to process Safe Community Songpa project
Nov 2006.	Organized the Safe Community committee and working-staff committee
Dec 2006.	Listed on the WHO CC for the under preparation community for designation
Mar 2007.	Award as the best district by Seoul Metropolitan City in 2007
May 2007.	Submitted annual report for Safe Community project (2005~2006)
July 2007.	Set the Safe Community team as formal organization
Oct 2007.	Start for Community Injury Surveillance System
Oct 2007.	Signed the amicable cooperation between Songpa District and Chaoyang district in Beijing, China, for Safe Community project
Nov 2007.	Participated in the 4th Asia Safe Community Conference

As the infrastructure to become a member of International Safe Community Network in 2005, Songpa District examined the injury status and diagnosed the risk factors causing the injury to the Songpa District residents. Through Community diagnosis, we set the basics to continuously produce indicators with respect to the injury statistics in Songpa District residents, and developed the strategies to conduct injury prevention programs.

At the present, the district office, Community health center, police station, civil groups and organizations are processing about 120 projects in various fields including the home safety, school safety, road and traffic safety, Community safety, working place safety, amusement safety projects.

We are committed to building safe Songpa District in differentiated ways, by improving resident's behavior and urban structures so that our residents can live in healthy and safe environment.

3 Injury Status of Songpa District

CHAPTER>>

3-1. The transition of injury death in Songpa District

3-1-1. The number of injury death in Songpa District

The transition of injury death in Songpa District over the last decade shows that the 32.9 persons among a hundred thousand died from injury death in the year 1997. The number of injury death, however, declined to 25.9 persons by 2000 and increased again up to 40 persons by 2006.

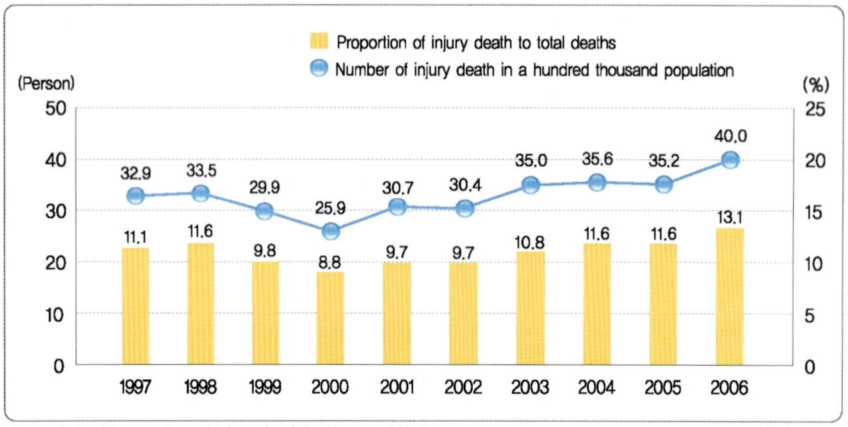

Figure 3-1 _ The number of injury death in Songpa District

3-1-2. The transition of injury death in Songpa District, Seoul city and National

The figures below compare the transitions of injury death in Songpa District, Seoul city and National over the last ten years. Considering the regional disparity of age structure, the number of injury deaths are calculated using the direct standardization method based on the nationwide population of each year.

The number of injury death in a hundred thousand national population decreased bit by bit from 1997 to 2002, fairly augmented until 2006 and is keeping up the same record. In case of Seoul city, however, the number decreased to a rather great degree until 2001 and has been rising slightly from 2002.

On the other hand, Songpa District has been showing lower numbers of injury death than Seoul city all the way during the last decade. Still, also the number of injury deaths in Songpa District started to increase from the year 2001 unlike the former years that presented the declining trend.

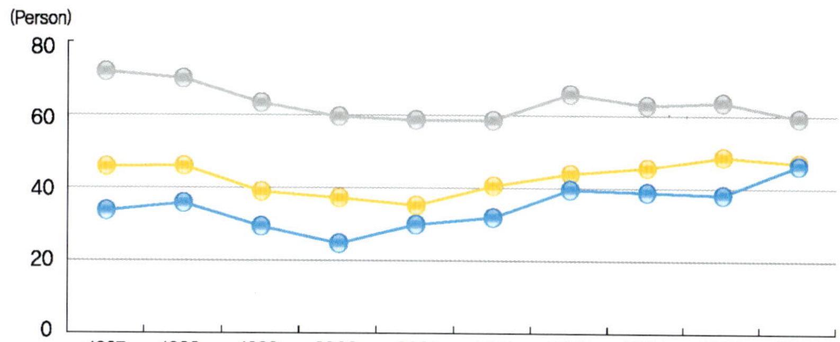

	1997	1998	1999	2000	2001	2002	2003	2004	2005	2006
The whole nation	69.5	68.1	63.1	60.3	59.6	59.6	65.0	62.7	63.3	60.2
Songpa District	35.2	36.8	32.0	28.5	32.4	33.9	39.6	39.1	38.6	44.7
The seoul metropolis	44.2	44.4	39.1	37.8	36.3	40.3	42.8	44.1	46.4	45.2

Figure 3-2 _ Number of injury death in a hundred thousand in Songpa District, Seoul city and National

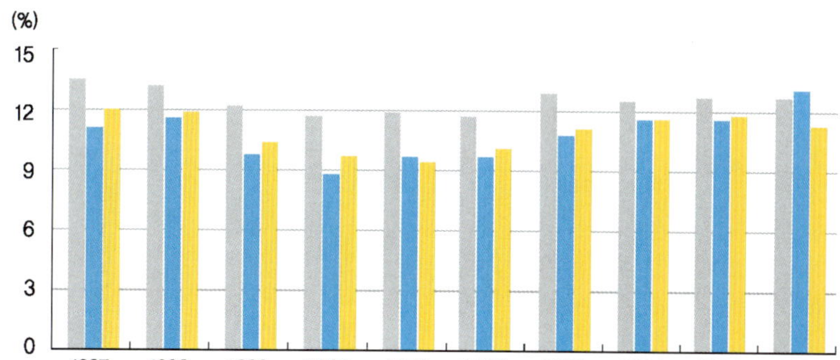

	1997	1998	1999	2000	2001	2002	2003	2004	2005	2006
The whole nation	13.5	13.2	12.2	11.7	11.9	11.7	12.9	12.5	12.7	12.7
Songpa District	11.1	11.6	9.8	8.8	9.7	9.7	10.8	11.6	11.6	13.1
The seoul metropolis	12.0	11.9	10.4	9.7	9.4	10.1	11.1	11.6	11.8	11.3

Figure 3-3 _ Proportion of injury death to total deaths in Songpa District, Seoul city and National

3-1-3. The number of injury death by gender in Songpa District

During the last decade, the number of female injury death was quite settled compared to the number of male injury death. In case of male injury death, 41.4 men out of a hundred thousand died in 1997, but less men died in 2000 while the number increased again in 2006. The proportion of injury death to total deaths also differed by gender. Male indicator showed the average of 12~3%, and the female indicator showed about 7~8%.

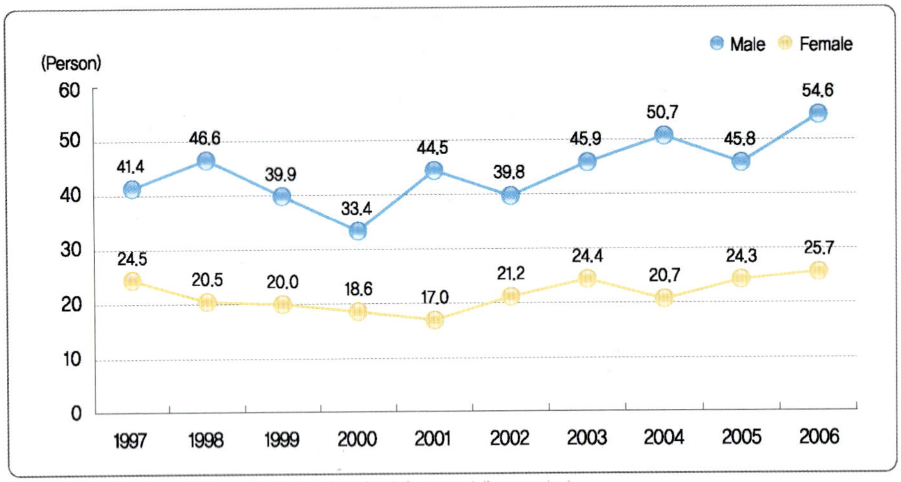

Figure 3-4 _ Number of injury death in a hundred thousand (by gender)

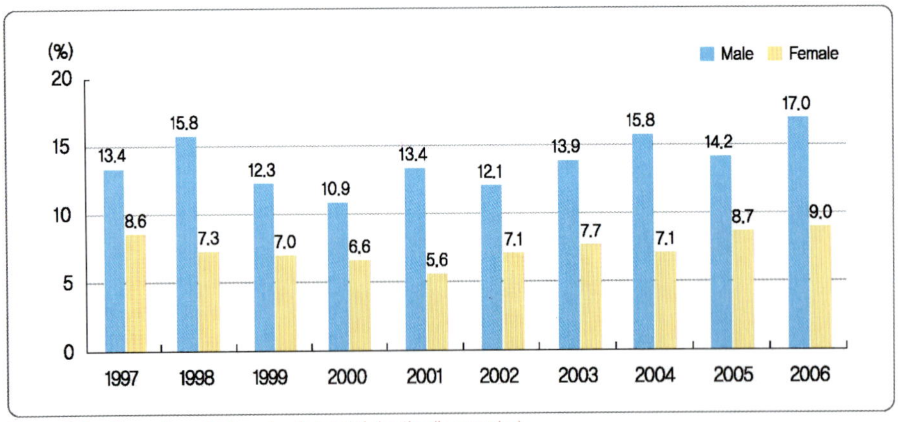

Figure 3-5 _ Proportion of injury death to total deaths (by gender)

3-1-4. The number of injury death by age in Songpa District

Comparing the number of injury death happened by age, ages from 0~9, 10~19, 20~44 kept the pretty same record throughout the decade. On the other hand, however, ages from 45~66 and over 65 showed from the lessening or similar numbers to dramatically increased numbers starting at the year 2003. In particular, ages from 10~19 had the highest proportion of injury death to total deaths, which accounted for generally more than 50% throughout the decade.

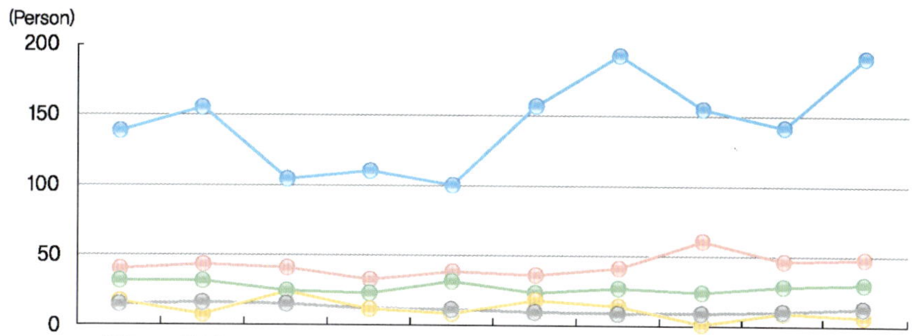

	1997	1998	1999	2000	2001	2002	2003	2004	2005	2006
0-9	17.3	7.9	24.3	11.8	8.7	18.3	14.4	1.5	9.7	6.8
10-19	14.7	16.0	15.0	11.8	11.3	9.6	8.9	9.1	10.4	12.8
20-44	31.9	31.8	24.8	23.1	31.7	23.7	27.1	24.3	28.6	30.1
45-64	40.5	43.6	41.2	32.9	38.7	36.4	41.5	61.0	46.7	48.2
65~	139.0	156.0	104.8	110.7	100.7	157.4	193.6	155.5	142.3	192.3

Figure 3-6 _ Number of injury death in a hundred thousand (by age)

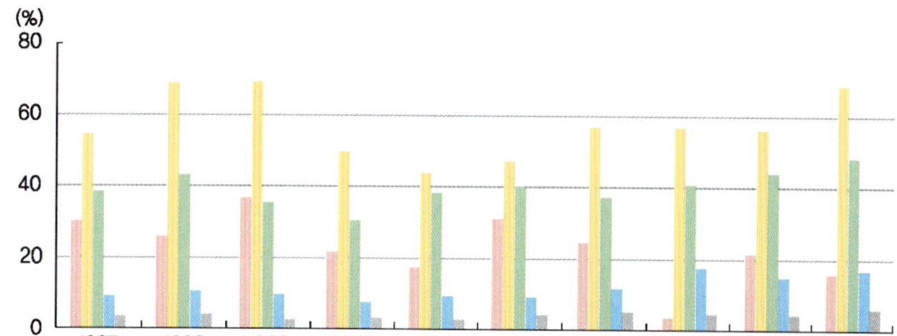

	1997	1998	1999	2000	2001	2002	2003	2004	2005	2006
0-9	30.2	25.9	36.8	21.7	17.5	31.1	24.4	3.6	21.4	16.0
10-19	54.8	69.2	69.6	50.0	44.0	47.4	57.1	57.1	56.3	68.8
20-44	38.5	43.3	35.6	30.6	38.3	40.4	37.3	40.9	44.3	48.5
45-64	9.4	10.7	9.9	7.8	9.6	9.3	11.8	17.8	15.0	17.0
65~	3.4	4.0	2.6	3.1	2.7	4.1	5.0	4.5	4.4	6.0

Figure 3-7 _ Proportion of injury death to total deaths (by age)

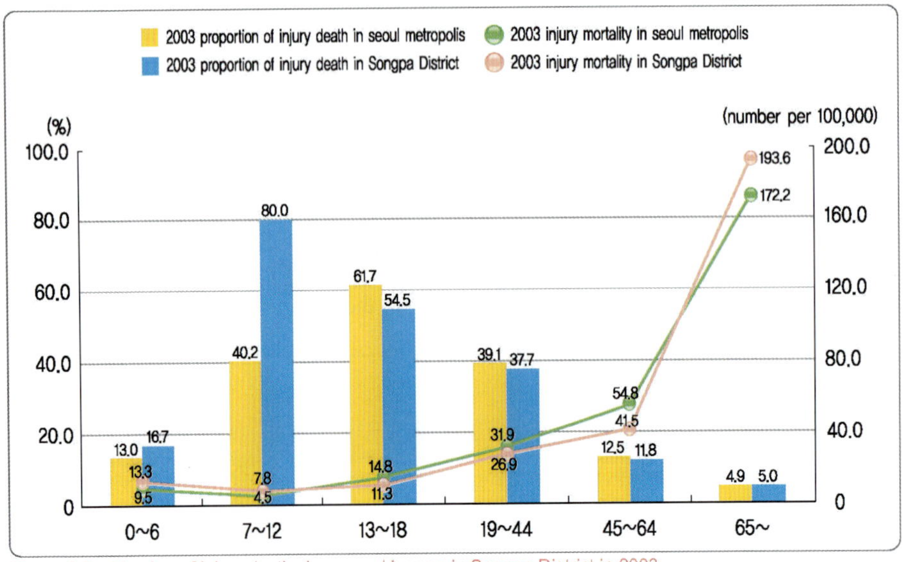

Figure 3-8 _ Number of injury deaths happened by age in Songpa District in 2003

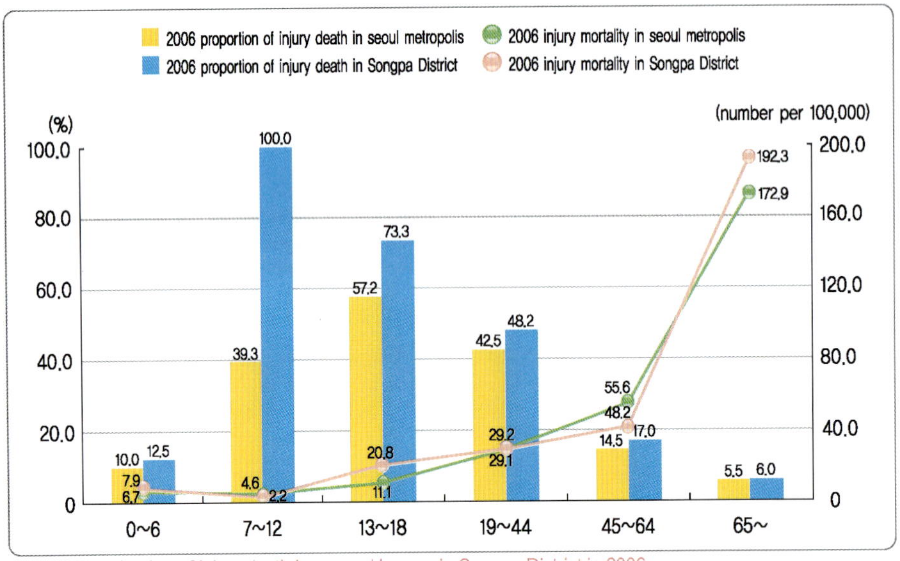

Figure 3-9 _ Number of injury death happened by age in Songpa District in 2006

3-1-5. The transition of injury death by injury intent and mechanism in Songpa District

Below shows the number of injury death by injury intent and mechanism in the last ten years. In 2006, less than 7.9 persons in a hundred thousand population died from road traffic injury. The number of suicide, however, sharply increased having 16.3 persons in the year 2006. In the same year, the number of death by falls slightly went up indicating 3.1 persons.

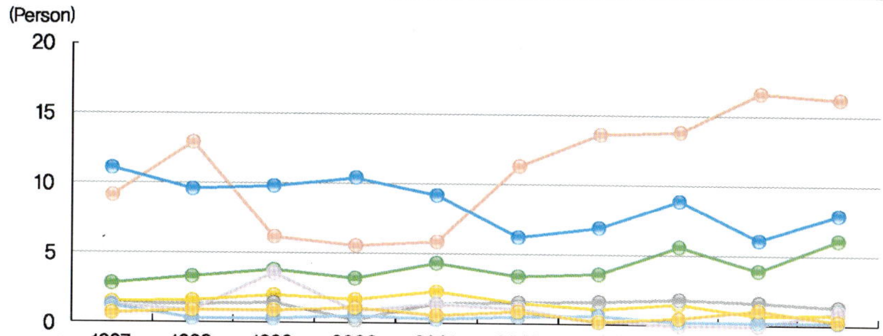

	1997	1998	1999	2000	2001	2002	2003	2004	2005	2006
Road Traffic Injury	11.1	9.6	9.8	10.4	9.2	6.2	6.9	8.9	6.1	7.9
Falls	2.8	3.3	3.8	3.2	4.3	3.4	3.6	5.6	3.9	6.1
Suffocation	0.7	0.9	0.9	1.1	0.6	0.9	0.2	0.5	1.1	0.3
Poisoning	1.2	0.3	0.3	0.5	0.3	0.5	0.6	0.2	0.2	0.2
Drowning	1.5	1.6	2.0	1.7	2.3	1.5	1.1	1.5	0.7	0.8
Burning	1.3	0.9	3.6	0.9	1.4	1.1	0.2	0.0	0.0	1.0
Suicide	9.2	13.0	6.2	5.6	5.9	11.4	13.7	13.9	16.7	16.3
Homicide	1.3	1.3	1.4	0.2	1.4	1.5	1.6	1.8	1.6	1.3

Figure 3-10 _ Number of injury death in a hundred thousand by main injury intent and mechanism

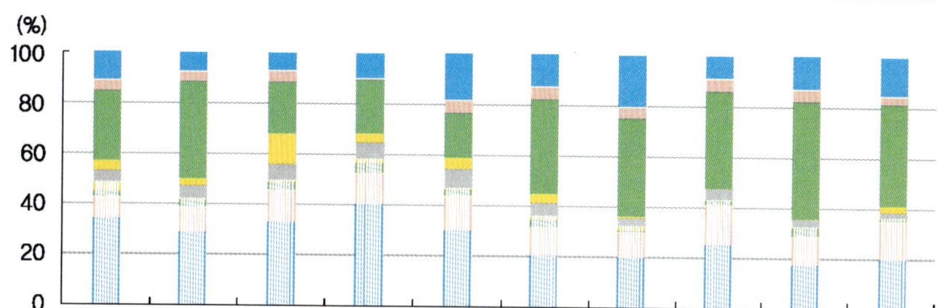

	1997	1998	1999	2000	2001	2002	2003	2004	2005	2006
Etc	11.3	7.6	7.0	9.9	17.4	12.7	20.3	8.8	13.1	15.2
Homicide	4.1	4.0	4.5	0.6	4.5	5.1	4.6	5.1	4.7	3.3
Suicide	27.9	38.8	20.6	21.5	19.4	37.6	39.2	39.1	47.9	40.7
Burning	4.1	2.7	12.1	3.5	4.5	3.6	0.5	0.0	0.0	2.5
Drowning	4.5	4.9	6.5	6.4	7.5	5.1	3.2	4.2	1.9	2.1
Poisoning	3.6	0.9	1.0	1.7	1.0	1.5	1.8	0.5	0.5	0.4
Suffocation	2.3	2.7	3.0	4.1	2.0	3.0	0.5	1.4	3.3	0.8
Falls	8.6	9.8	12.6	12.2	13.9	11.2	10.1	15.8	11.3	15.2
Road Traffic Injury	33.8	28.6	32.7	40.1	29.9	20.3	19.8	25.1	17.4	19.8

Figure 3-11 _ Percentage of injury death by main injury intent and mechanism

3-2. Injury Mortality

Using the causes of death data by the National Statistical Office, indicators related to the injury mortality among the target indicators of Safe Community Songpa from 2003 to 2006 was estimated.

Table3-1 **Injury mortality indicators** (unit : number per 100,000 persons)

Cause of Death	Indicators	2003	2004	2005	2006
General	Mortality rate of unintentional injury	16.1	17.9	14.3	19.3
	Mortality rate of unintentional injury by age				
	0~ 6 yr	8.8	2.4	5.0	7.9
	7~12 yr	7.8	0.0	2.1	2.2
	13~18 yr	1.9	5.7	5.7	15.1
	19~44 yr	10.4	9.5	7.8	10.4
	45~64 yr	15.7	25.9	19.4	24.4
	65 +	116.8	119.6	85.4	101.5
Road Traffic Injury	Mortality rate of RTI	6.9	8.9	6.1	7.9
	Mortality rate of children (<14 yr)	3.5	1.8	2.8	2.0
	Mortality rate of elderly (>65yr)	21.5	50.8	17.1	16.0
	Mortality rate of pedestrian	0.0	0.1	0.0	0.0
Falls	Mortality rate of unintentional fall	3.6	5.6	3.9	6.1
	Mortality rate of elderly (>65)	33.8	53.8	39.8	58.8
Poisoning	Mortality rate of unintentional poisoning	0.7	0.2	0.2	0.2
	Mortality rate of intentional poisoning	3.2	1.8	3.0	2.6
Suffocation	Mortality rate	0.2	0.5	1.2	0.3
Drowning	Mortality rate	1.1	1.5	0.7	0.8
Burning	Mortality rate	0.2	0.0	0.0	1.0
Suicide	Mortality rate	13.7	13.9	16.7	16.3
	Mortality rate of adolescent (9~24yr)	4.5	4.7	6.1	5.4
	Mortality rate of elderly (>65yr)	64.5	23.9	48.4	64.1
Homicide	Mortality rate	1.3	1.8	1.6	1.3

* Injury Classification Criteria : ICD-10, ICECI

3-3. Injury Morbidity

After grasping the status of injury morbidity through the findings on the Songpa District census in year 2005, injury morbidity data was brought forth as the target indicators of Safe Community Songpa project.

A sample of 1,000 households from the whole Songpa District population was systematically extracted, and finally the number of persons who took the advantage of medical institutions that represented the very sampling was evaluated.

During the year 2004, approximately 24.5 persons in a thousand persons visited medical institution, and 7 persons in a thousand persons had hospitalized.

Table3-2 **Injury morbidity indicators** (unit : number per 1,000 persons)

<table>
<tr><th>Cause of morbidity</th><th colspan="2">Indicators</th><th>2004</th></tr>
<tr><td rowspan="7">General</td><td colspan="2">Injury incidence rate of hospital visit</td><td>24.5</td></tr>
<tr><td colspan="2">Injury incidence rate of hospitalized</td><td>7.0</td></tr>
<tr><td rowspan="5">Injury incidence rate of hospital visit by age</td><td>0 ~ 6 yr</td><td>22.4</td></tr>
<tr><td>7 ~ 18 yr</td><td>39.9</td></tr>
<tr><td>19 ~ 44 yr</td><td>13.4</td></tr>
<tr><td>45 ~ 64 yr</td><td>21.4</td></tr>
<tr><td>65 +</td><td>36.3</td></tr>
<tr><td rowspan="4">Falls</td><td colspan="2">Injury incidence rate of hospital visit</td><td>6.5</td></tr>
<tr><td colspan="2">Injury incidence rate of hospitalized</td><td>1.0</td></tr>
<tr><td colspan="2">Injury incidence rate of hospital visit of elder (> 65 yr)</td><td>10.9</td></tr>
<tr><td colspan="2">Injury incidence rate of hospital visit of children (0~14yr)</td><td>1.83</td></tr>
<tr><td rowspan="7">Road Traffic Injury</td><td colspan="2">Injury incidence rate of hospital visit</td><td>9.5</td></tr>
<tr><td colspan="2">Injury incidence rate of hospital visit of children (0~14 yr)</td><td>1.0</td></tr>
<tr><td colspan="2">Injury incidence rate of hospital visit of elder (> 65 yr)</td><td>26.4</td></tr>
<tr><td colspan="2">Injury incidence rate of hospitalized</td><td>2.9</td></tr>
<tr><td colspan="2">Injury incidence rate of hospital visit of elderly (>65 yr)</td><td>13.9</td></tr>
<tr><td colspan="2">Injury incidence rate of hospital visit of pedestrians</td><td>3.1</td></tr>
<tr><td colspan="2">Injury incidence rate of hospitalized of pedestrians</td><td>1.1</td></tr>
<tr><td>Burning</td><td colspan="2">Injury incidence rate of hospital visit</td><td>1.3</td></tr>
<tr><td>Collision, etc.</td><td colspan="2">Injury incidence rate of hospital visit</td><td>3.3</td></tr>
</table>

* Injury Classification Criteria : ICD-10, ICECI

3-4. Environmental and behavioral injury risk

Below is the comparison data on environmental and behavioral injury risk indicators between the year of 2005 & 2007 in Safe Community Songpa.

Table3-3 Environmental and behavioral injury risk indicators (Unit: %)

<table>
<tr><th>Cause of injury</th><th colspan="3">Indicators</th><th>2005</th><th>2007</th></tr>
<tr><td rowspan="2">Road Traffic Injury</td><td colspan="3">Seat belt utilization rate for driver</td><td>87.0</td><td>-</td></tr>
<tr><td colspan="3">Utilization rate for parents who have a child under 6 (back seat)</td><td>44.9</td><td>-</td></tr>
<tr><td rowspan="2">Falls</td><td colspan="3">Grab bar installation rate in Senior Center at bathroom</td><td>12.5</td><td>19.5</td></tr>
<tr><td colspan="3">Handle installation rate in Senior Center at stairway</td><td>56.9</td><td>53.5</td></tr>
<tr><td rowspan="17">Total injuries (community safety)</td><td rowspan="4">Home</td><td colspan="2">Rate of installation of gas detector fire alarm</td><td>36.8</td><td>-</td></tr>
<tr><td colspan="2">Rate of installation of emergency lightening</td><td>35.5</td><td>-</td></tr>
<tr><td colspan="2">Rate of holdings of fire extinguisher</td><td>31.4</td><td>-</td></tr>
<tr><td colspan="2">Rate of holdings of first-aid kit</td><td>58.7</td><td>-</td></tr>
<tr><td rowspan="13">Risk Environtment</td><td rowspan="2">Rate of holdings of first-aid kit in</td><td>Senior Center</td><td>-</td><td>57.9</td></tr>
<tr><td>Day-care center</td><td>-</td><td>99.3</td></tr>
<tr><td rowspan="2">Rate of holdings of fire extinguisher in</td><td>Senior Center</td><td>86.9</td><td>95.1</td></tr>
<tr><td>Day-care center</td><td>100</td><td>99.2</td></tr>
<tr><td rowspan="2">Rate of installation of smoke detector in</td><td>Senior Center</td><td>13.2</td><td>15.4</td></tr>
<tr><td>Day-care center</td><td>50.0</td><td>63.1</td></tr>
<tr><td rowspan="2">Rate of installation of fire alarm</td><td>Senior Center</td><td>12.6</td><td>12.4</td></tr>
<tr><td>Day-care center</td><td>68.6</td><td>63.1</td></tr>
<tr><td rowspan="2">Rate of installation of gas detector in</td><td>Senior Center</td><td>19.4</td><td>-</td></tr>
<tr><td>Day-care center</td><td>83.9</td><td>-</td></tr>
<tr><td rowspan="2">Rate of installation of sprinkler</td><td>Senior Center</td><td>5.1</td><td>5.8</td></tr>
<tr><td>Day-care center</td><td>38.7</td><td>33.1</td></tr>
<tr><td colspan="2">Rate of holdings of safety signpost in children parks</td><td>11.5</td><td>10.1</td></tr>
</table>

3-5. Priority Setting and Goal on Safe Community Songpa

3-5-1. Priority Setting

According to the survey result on Injury Data of Songpa Distric, age group of 0~12 years, infants and children showed higher injury death rate than per 100,000 persons Seoul metropolitan population, and the age group of 60 years and over also showed higher injury death rate per 100,000 persons than Seoul city. The proportion of injury death out of all death rate, the injury proportion of these infants and children was higher than Seoul city. Main cause of injury death on infants and children are RTI, falls and drowning, and those of the elderly are suicides and falls.

Table3-4 Main Issues on Injury Deaths in Songpa District (2003) (unit : number per 100,000 persons, %)

Section		Number of Injury Death	Injury Mortality Rate		Proportion ID to total deaths		Main Death Causes of ID
			Songpa District	Seoul	Songpa District	Seoul	
Infants (0~6yrs)		6	13.3	9.5	16.7	13.1	RTI
Children(7~12yrs)		4	7.8	4.5	80.0	40.2	Falls, Drowning
Adolenscents (13~18yrs)		6	11.3	14.8	54.5	61.7	Suicide RTI
Adult	19~29yrs	32	25.5	27.6	59.3	62.0	
	30~39yrs	37	32.5	33.2	42.5	40.1	
	40~49yrs	31	27.5	41.8	17.3	21.1	
Middle-aged (50~59yrs)		26	39.6	56.0	11.4	12.9	
Elderly	60~69yrs	23	71.2	81.3	6.6	7.5	Suicide Falls
	70yrs and over	52	261.9	228.1	4.9	4.5	

* RTI : Road Traffic Injury

Infants and children may be many injury causes, because infants are lack the ability to predict dangers and deal with situations due to undeveloped ability of body functions and motor skills. It is also the decisive period in developing new skills and ability, and forming basic life habits through education.

Accordingly, the most important thing is to compose safe environments such as home and nurseries where infants spend the most time. It is necessary not only to provide the basis to live safely all life through safety education about infants, but also to cultivate safety awareness of parents and nursery teachers who are guardians.

For that reason, Safe Community Songpa program first carried out programs for infants and children, which is the period to form lifetime habits and has high dangers of early injury occurrence. In the future we will expand programs for adolescents and adults according to the life cycle, and promote various programs for the elderly suitable for the aging period. We will especially expand programs to prevent suicides, which are increasing injury deaths rapidly.

3-5-2. Goal and objective on Safe Community Songpa

Songpa District is carrying out tailored safety promotion programs for traits of each field of home, school, work place and community. Songpa District will decrease the number of deaths due to injury by 10% from 40.0 persons per 100,000 persons in 2006 to 36.0 persons in 2012 and by 20% to 32.0 persons in 2017 through the expansion and maintenance on Safe Community project.

Each of safety promotion programs has its own goal, and the ultimate goal is to make a place where inhabitants feel safe.

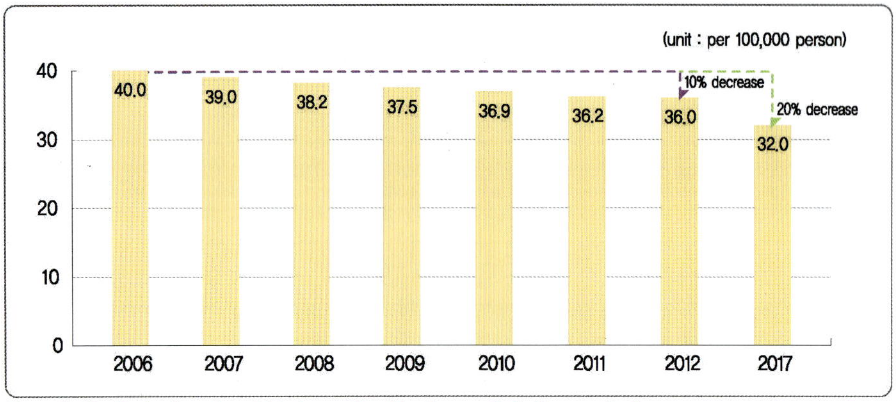

Figure 3-12 _ Reduction rates of injuries as the objectives on Safe Community Songpa

4-1-2 Organizing of Safe Community committee composed of members from various Community levels

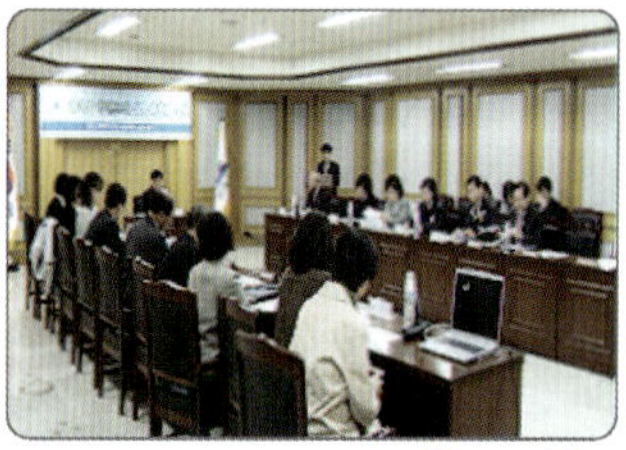

Figure 4-2 _ Meeting by the committee

The Safe Community Songpa committee is composed of 16 members who represent various Community levels and organizations responsible for the safety promotion. The committee plays the role of setting agenda to direct the Safe Community projects, and of advising and coordinating between the related agencies, in their relationship and support. Through bi-annual meetings, it has been responsible for examining the comprehensive safety plans, selecting Safe Community catch phrases, and advising various injury prevention projects.

Further, another working-staff committee is also operated, in participation of the responsible persons working in the main agencies and civil facilities. The Safe Community processing working-level committee is divided into three divisions in 40 members in total. Since organized last years, it has provided three presentations on the processing situation of the Safe Community Songpa projects, as well as the debate forum to guideline Safe Community projects for each organization, to build organic cooperative system and to conduct projects efficiently.

The committee informs the district council representing the residents of detailed Safe Community project processing, and reflects the feedback and opinions to lead the projects in more improved ways. The reports have been made to the regular and temporary council meetings nine times last year. Especially, it has been improving the problems and questions raised on the project directions, processing methods and how to link to Community development, by conducting audits on the entire project issues.

We are aware building the cooperative system within the administrative agencies, and thereby formed the administrative networks thereof. We provide in-depth training opportunities to three Community health centers and 19 safety promotion district divisions responsible for the Safe Community Songpa projects, sharing data at all times with them.

Table4-1 Status of Safe Community committee and working-level committee

Safe Community committee (representatives)	Working-level committee (Working-level staff)		
	Division 1(19)	Division 2(10)	Division 3(11)
· Vice-Mayor · Director-General of Administration · Director-General of Finance · Director-General of Residents Livelihood Assistance · Director-General of Urban Enviroment · Director-General of Construction & Transportation · Director of Community Health Center · Chief of Songpa Police Station · Chief of Songpa Fire Station · Director-General of Gangdong District Office of Education · Battalion Commander of Regiment 103-2 army · Chief of Gangdong Water Supply Office · Manager of KT Songpa Branch · Manager of Korea Electric Power Corporation Gangdong Branch · Chief Director of Korea Gas Safety Corporation(Seoul) · Manager of Korea Electricity Safety Corporation (Dongbu Branch)	· Sanitation · Health · Medicine · Audits Office · Disaster Management · Administrative Management · Local Economy · Welfare Policy · Social Welfare · Family Welfare · Culture & Recreation · Housing · Urban Landscape · Building Permit · Transportation Administration · Parking Management · Public Road · Water Management · Park & Greenery	· Songpa Police Station · Songpa Fire Station · Gangdong District Office of Education · Military base · Seongdong Detention Center · Seoul Olympic Sports Promotion Foundation · Children Safety Education Hall · Garak-dong Agricultural & Marine Products Corporation · Hankyong National University · Songdam University	· Songpa Senior Citizens Association · Songpa Women's Association · Songpa Nursery School Association · Civil Nursery School Association · Songpa Kindergarten Association · Green Mothers Association · Songpa District Medical Doctor Association · Lotte World · Samsung Children's Museum · Asan Medical Center · SH Corporation

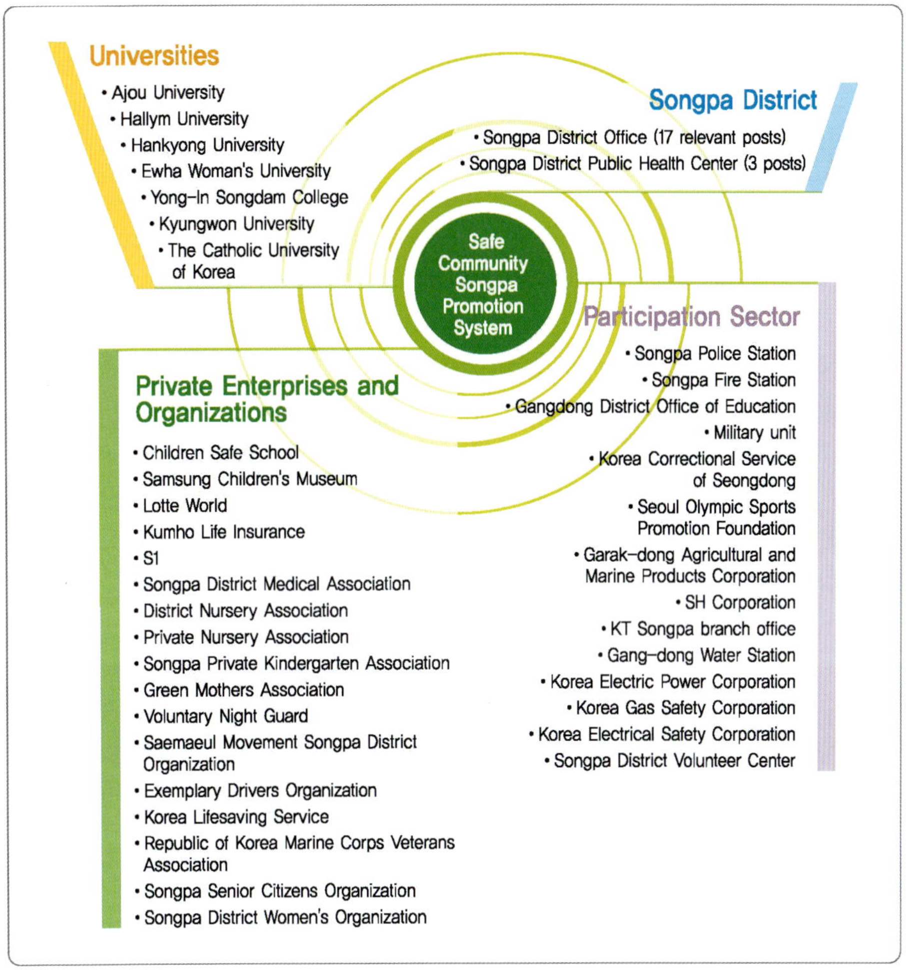
Universities
• Ajou University
• Hallym University
• Hankyong University
• Ewha Woman's University
• Yong-In Songdam College
• Kyungwon University
• The Catholic University of Korea
Songpa District
• Songpa District Office (17 relevant posts)
• Songpa District Public Health Center (3 posts)
Safe Community Songpa Promotion System
Participation Sector
• Songpa Police Station
• Songpa Fire Station
• Gangdong District Office of Education
• Military unit
• Korea Correctional Service of Seongdong
• Seoul Olympic Sports Promotion Foundation
• Garak-dong Agricultural and Marine Products Corporation
• SH Corporation
• KT Songpa branch office
• Gang-dong Water Station
• Korea Electric Power Corporation
• Korea Gas Safety Corporation
• Korea Electrical Safety Corporation
• Songpa District Volunteer Center
Private Enterprises and Organizations
• Children Safe School
• Samsung Children's Museum
• Lotte World
• Kumho Life Insurance
• S1
• Songpa District Medical Association
• District Nursery Association
• Private Nursery Association
• Songpa Private Kindergarten Association
• Green Mothers Association
• Voluntary Night Guard
• Saemaeul Movement Songpa District Organization
• Exemplary Drivers Organization
• Korea Lifesaving Service
• Republic of Korea Marine Corps Veterans Association
• Songpa Senior Citizens Organization
• Songpa District Women's Organization

Figure 4-3 _ Safe Community Songpa Promotion System Diagram

4-1-3. Establishment on Community safe network

To establish Community safe network, we annually set and implement comprehensive safety management plans in response to typhoon, earthquake, Road Traffic Injury with infectious diseases. The comprehensive plans cover the disaster and safety management system, total prevention, integrated and prompt response and permanent recovery in its baselines to set up disaster responses by the type. In addition, to secure safety from threats and take quick actions, 'Songpa District integrated defense' strategy was set along with the army base, police station and fire station.

We have signed various types of agreements, to prevent residents' injury by making use of Community resources, so that all members may participate in promoting their safety and health.

To promote the children's injury and disease prevention, we adopted 'Safety Doctor System', and processed the 'Songpa Dadoongi Safety Insurance' to make infants grow without injury. Further, in 'Signing the Songpa Safe Sheriff' agreement with S1, the civil safe guard company, we operate the night-time patrol in vulnerable areas to prevent the accidents.

With collaboration with Songpa District Volunteer Center, many volunteers are encouraged to participate in development of Community through Safe Community projects. The fields liked to injury prevention activities include helping single elderly households, housing repairs, and the disabled going out, as well as the campaigns and disaster mitigation activities. The center signed with accident insurances to ensure the safety of the whole volunteers.

In addition, various functional staff also participate in Community safety promotion, as the residential volunteer group. They are about 1,500 personnel from 10 groups including the Green Mothers' Association, Best Drivers' Association, Crime Prevention Guards, Korea Disaster Relief, Korea Marine Corps Veteran Songpa District Branch, to build Safe Community.

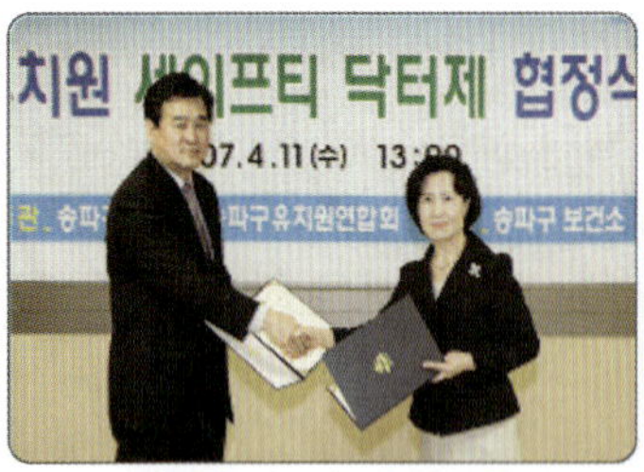
Figure 4-4 _ Signing the Safety Doctor System

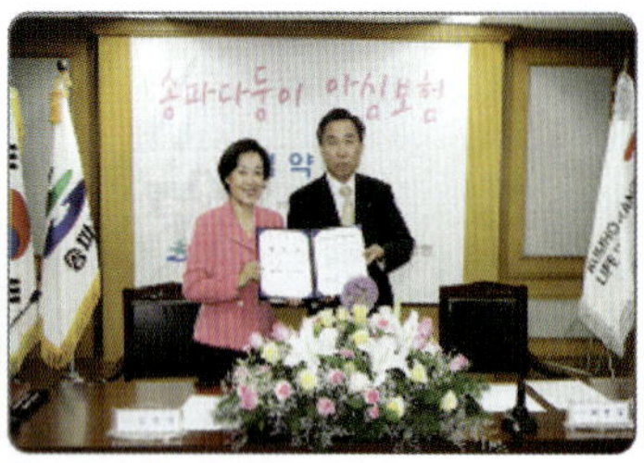
Figure 4-5 _ Signing the Songpa Dadoongi Safe Insurance

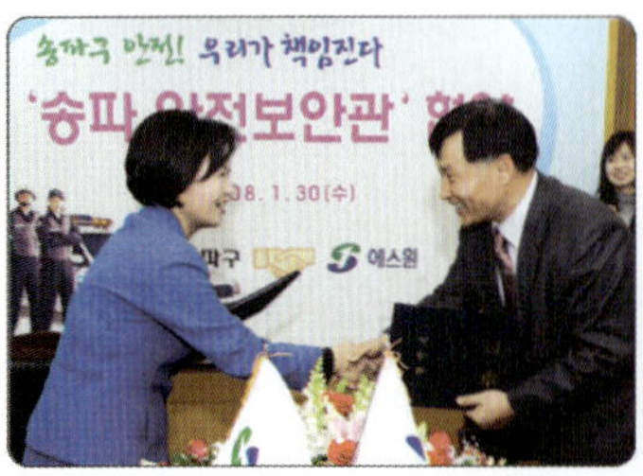
Figure 4-6 _ Signing the Songpa Safe Sheriff

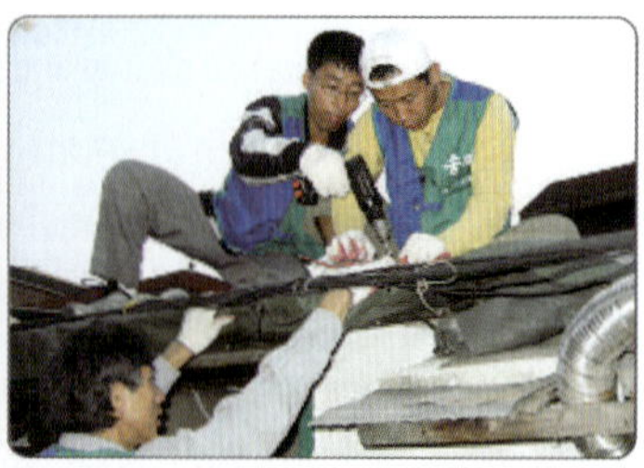
Figure 4-7 _ Volunteer groups in action

4-1-4 Cooperation with various safety education sites

Songpa District is mecca of safety education, being equipped with various safety training sites. They include Korea's Children's Safety Park, Driver Training Center for the handicapped persons, Traffic Park for safety and etiquette awareness, and Seoul Transportation Center responsible for the drivers' education. Songpa District has build mutual cooperative system, as well as assign the responsible persons of those training sites as Safe Community working-level staff and hold regular meetings.

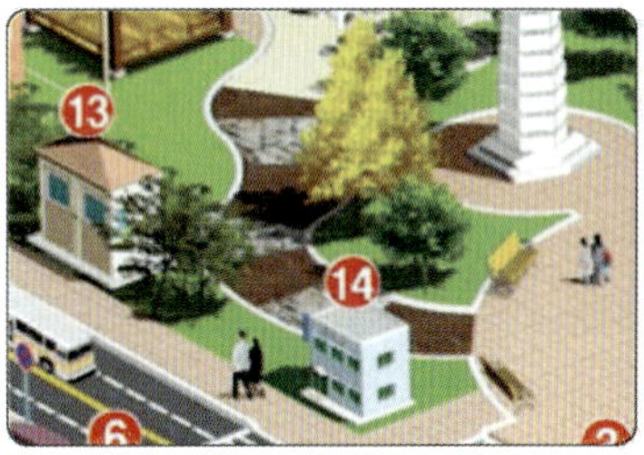

Figure 4-8 _ Children's Safety Park

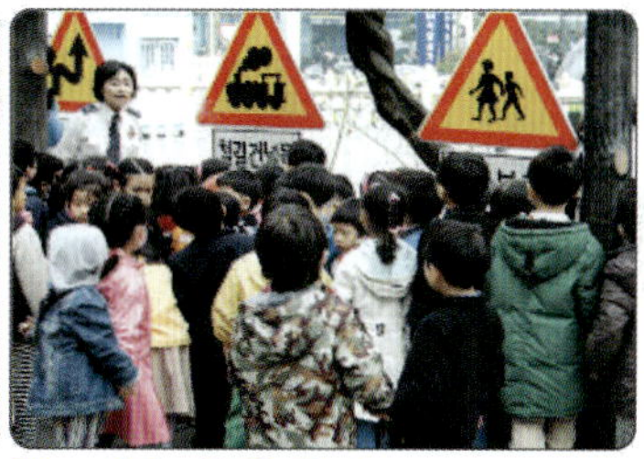

Figure 4-9 _ Traffic Park

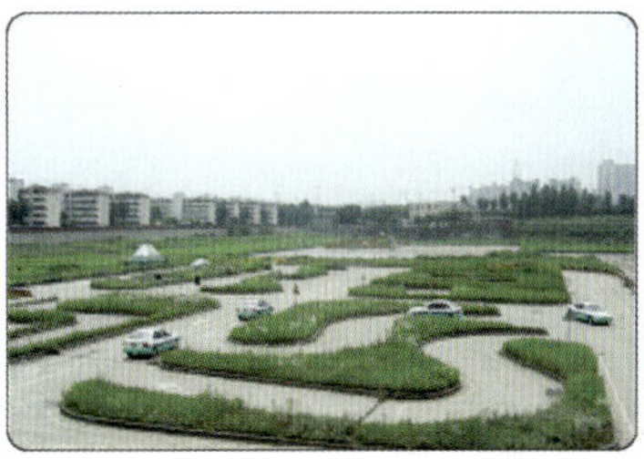

Figure 4-10 _ Driver Training Center for the disabled

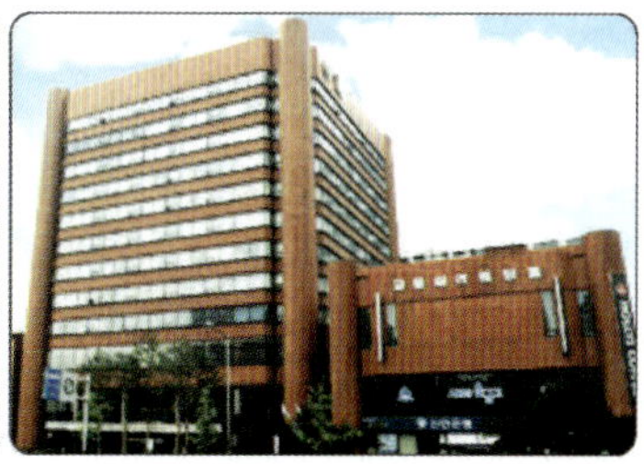

Figure 4-11 _ Seoul Transportation Center

Indicator 2. Long-term, sustainable programs covering both genders and all ages, environments, and situations

Table4-2 **Programs for the age group**

Program Title	Target group	Target Environment	Object	Starting Year	Participation Sector
1. 0~6 years old					
a. Go-and-see Children's Safety Education	0~6yrs	all environment	infant injury prevention	2005	public health center, private organization
b. Management of Children Safeschool	0~12yrs	all environment	infant injury prevention	2005	district office, education office, private organization
c. Production and Distribution of Children's Safety Education Materials	0~6yrs	all environment	infant injury prevention	2006	public health center, universities, private organization
2. 7~12, 13~19 years old					
a. Safety Education in Elementary School	7~12yrs	all environment	children injury prevention	2005	public health center, education office
b. Management of Children Safety News	7~12yrs	all environment	children injury prevention	2007	fire station, education office
c. Teenagers Safety Education	13~19yrs	all environment	children injury prevention	2005	public health center, education office, private organization
3. 20~64 years old					
a. Women Health Safety College	20~64yrs	all environment	women injury prevention	2005	public health center, universities
b. Civil Defense Corpse Member Safety Education	30~45yrs	all environment	men injury prevention	2005	district office
4. Over 65 years old					
a. Elderly's Safety Education	65yrs and above	all environment	injury prevention of the elderly	2005	police station, fire station
b. Program for fall prevention	60yrs and above	all environment	prevention of the falls of the ederly	2005	public health center, private organization
c. Inspection and modification of Senior Center	60yrs and above	all environment	injury prevention of the ederly	2005	district office, enterprises

4-2-1. 0~6 years old

a. Children's Safety Education

For 5-6 year-old children who form basic living habits to develop proper safety awareness, "Children's Safety Education at School" was operated, which is directly visiting nurseries and kindergartens. The contents of education are safety of nurturing equipments, playground. Sexual abuse, kidnapping, drugs and fire, and if you choose 2 subjects for each facility, safety professional lecturer visits to carry out the education. The education was carried out 100 times for 8,764 people. We evaluated the effect of the education through surveys about infants before and after the education. Also, safety education was done by exciting magic and fun fairy-tale narration.

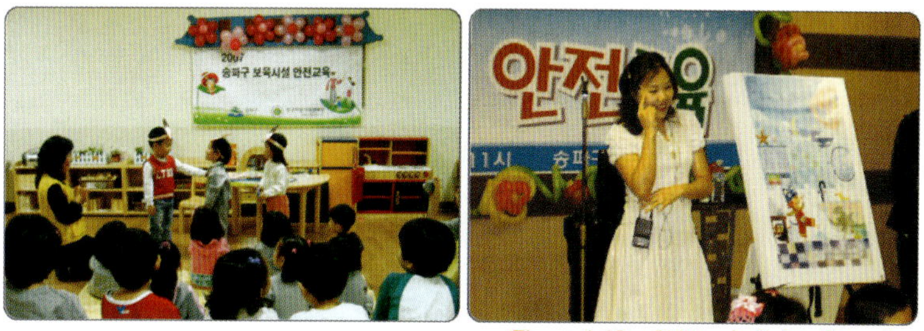

Figure 4-12 _ Children's Safety Education

b. Management of Children Safety Education Center

Children Safeschool is the first experimental safety education school in Korea, and is entrusted to and managed by Korea Children Safety Foundation. It is 5,940㎡ inside and outside, and has various safety education facilities such as upright life class, household safety class, traffic safety class, management ability class and image room. Safety education is being carried out to help grow children's ability to take measures in various dangers, and ability to protect themselves. Since its opening in 2001, it operates safety education for more than 30,000 children every year. Also, it carries out safety education for teachers and parents, and plays a big role in changing the overall safety awareness in the society.

Also, to provide the opportunity of safety education for children who live in a dead zone, we are managing a moving safety bus that visits children by forming the inside of the bus with safety education experimental room. It provides not only knowledge about traffic safety but also knowledge necessary for safe life such as fire safety and living safety, and it not just prevents danger but also helps children grow their ability to live a safe life through concrete repetitive training. 25,000 children per year are participating.

In addition, we are preventing safety concerns by educating how to manage water accidents and safety rules in water play during summer vacation, to children, teachers and parents who visit Seongnae stream. By indirectly educating not only children but also adults who take care of children, this derives local residents' participation and improves the awareness of preventing safety concerns.

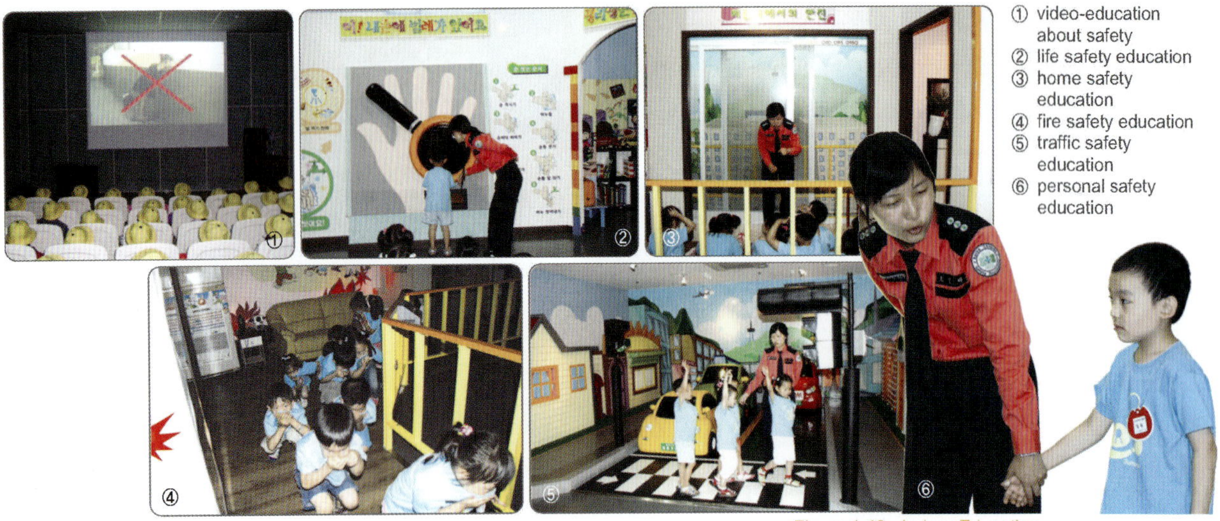

① video-education about safety
② life safety education
③ home safety education
④ fire safety education
⑤ traffic safety education
⑥ personal safety education

Figure 4-13_ Indoor Education

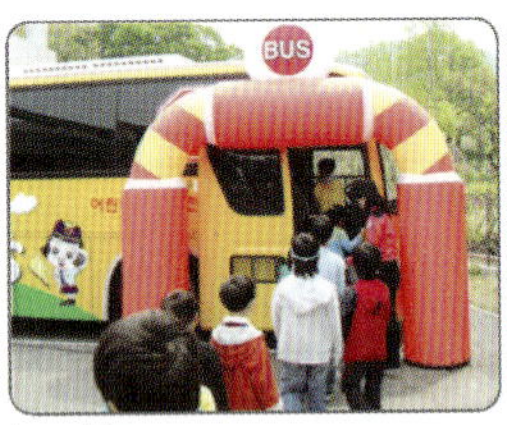

bus ride

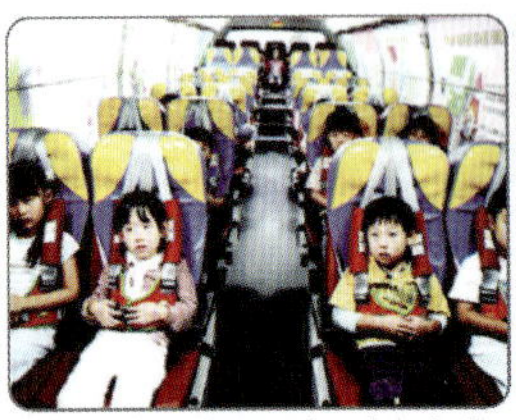

video education and safety belt experience

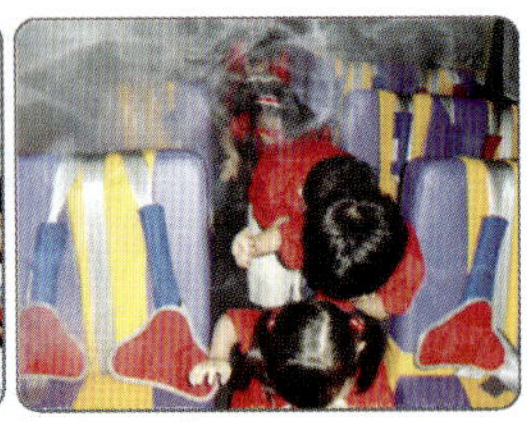

heat experience

Figure 4-14 _ Moving Safety Education Bus

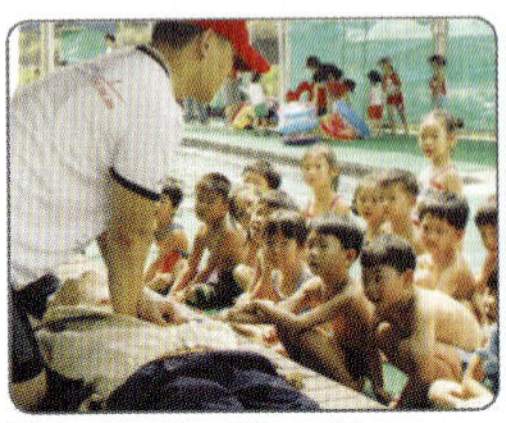

trial example of first-aid

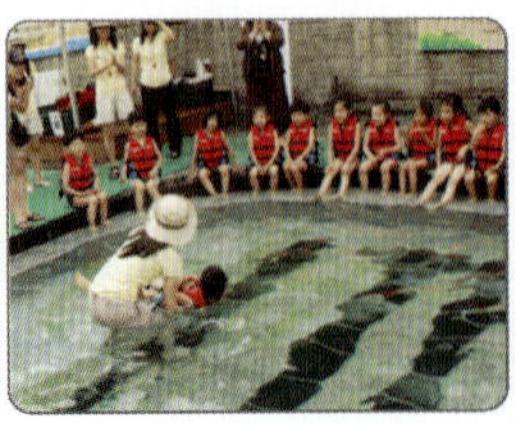

water dabbling experience

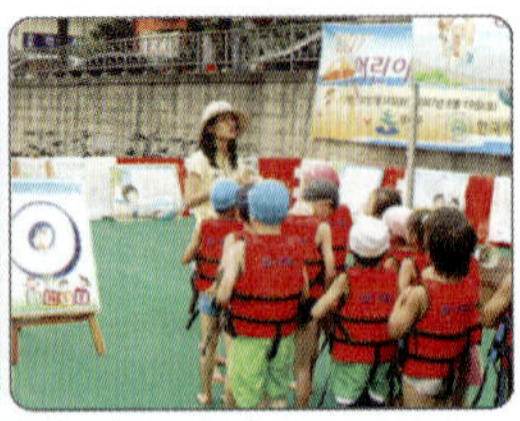

OX quiz contest

Figure 4-15 _ Water Play Safety Education

c. Production and Distribution of Children's Safety Education Materials

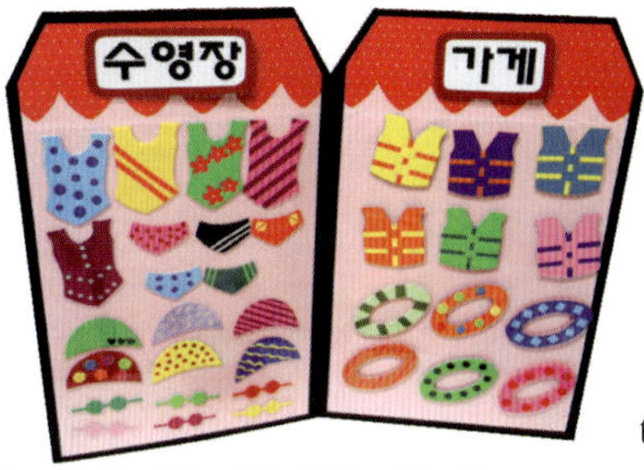

Figure 4-16 _ "Wear it Safe" Teaching Tool

We produced children's safety education materials fit for safety concerns occurring in Songpa District for each season and age type, and distributed them in 270 nurseries and kindergartens. Distributed materials were education activities source books with the subject of indoor safety, outdoor safety, fire safety, personal safety and traffic safety, and for summer water-play safety education materials there was "Wear it Safe" tool using dices, game boards and picture cards.

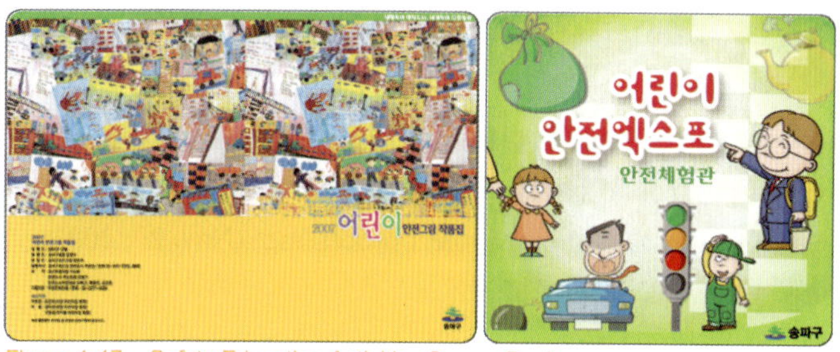

Figure 4-17 _ Safety Education Activities Source Book

4-2-2. 7~12, 13~19 years old

a. Safety Education in Elementary School

To notify the significance of preventing safety concerns, we are managing model management of "safety field class" in 8 elementary schools. Safety professional lecturer visits elementary schools once every month to educate them about how to take measures in preventing safety concerns in life. Promotional materials produced and used in education were filled with contents related to safety in everyday life such as springtime yellow sand management, summertime water-play safety rules, fires and earthquakes and disasters. Also, we tried to cultivate safety awareness by putting information

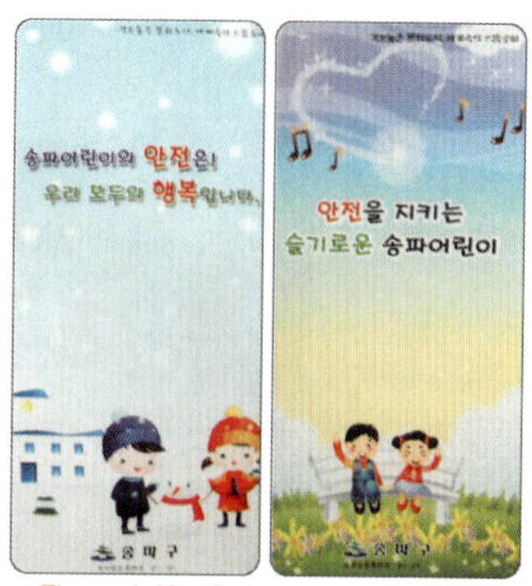

Figure 4-18 _ Safety Culture Movement Promotional Material

4 Indicators for International Safe Community

CHAPTER>>

Indicator 1. Infrastructure based on partnership and collaborations, governed by across-sectional group that is responsible for safety promotion in their Community.

4-1-1. Enactment of bylaw of Safe Community Songpa Project processing and organizing of Task Force team

In order to set the system grounds to conduct the Safe Community project, we enacted the 'Bylaw of Safe Community Songpa Project processing' (Nov. 20, 2006, No.739).

The bylaw contains 21 articles in total, with respect to the principle and planning for Safe Community projects, residents' rights and participation, support for project budget and personnel, and the organization of Safe Community committee. The enactment will make the clear system ground for the Safe Community projects, thereby promoting as well as continuing to contribute to the development of Community.

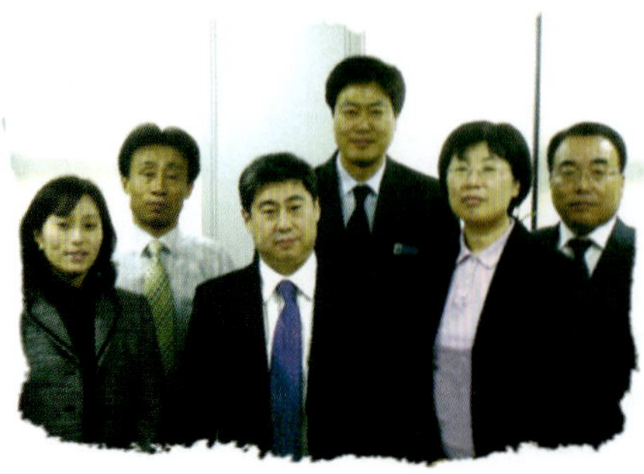

Figure 4-1 _ Safe Community Program Team

In addition, as of May 30, 2007, the Task Force team was officially organized. The Task Force team is in charge of project planning, support and promotion and has 5 personnel including administrative team leader in its own office, under control of the chief of Community health center and the manager.

related to children's safety in 'Songpa Youth Newspaper' that is distributed to 29 elementary schools.

b. Management of Children Safety News

We operated 'Children's Safety News' where children produces UCC(User Created Contents) about various safety concerns occurring around everyday life. UCC increases accident preventions and measurements suitable for children's level, since it is all filmed, planned and edited by children about things related to safety such as playing materials, water-play, electricity and gas. Excellent piece and participant pieces using the Internet are featured in Songpa Fire Station homepage, and are made into CD's and distributed to be used as educational materials for the cultivation of children safety awareness.

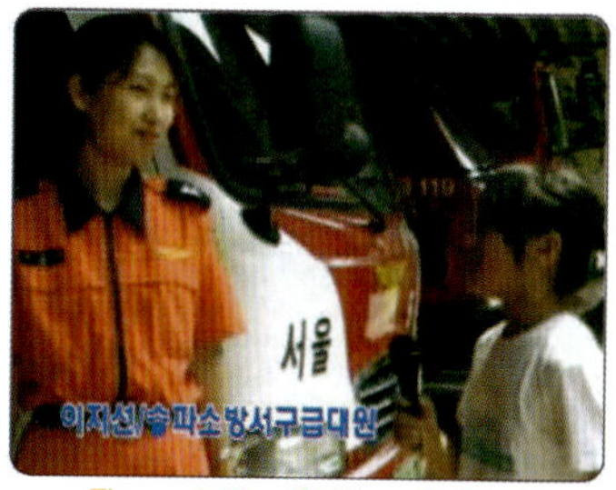

Figure 4-19 _ Children Safety News Video Clip

c. Teenagers Safety Education

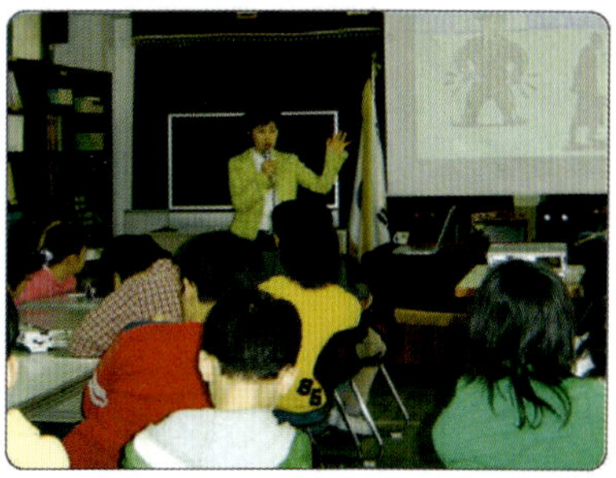

Figure 4-20 _ Teenagers Safety Education

Since 2005, we carried out education preventing drugs, smoking, drinking and dangerous substances 75 times for 22,602 teenagers. With request from middle and high schools in the district, lecturers visit the schools, provide correct information about smoking, drinking and drugs through education and carry out education to notify the abuses of drugs, and afterwards the effects of education were improved through group discussions, panel exhibitions and distribution of promotion materials.

4-2-3. 20~64 years old

a. Women Health Safety College

Women's safety is not just a safety of an individual but can be connected to the safety of a home, so this project was carried out to increase safety awareness and habits through women health safety college which is the Songpa District appointed program.

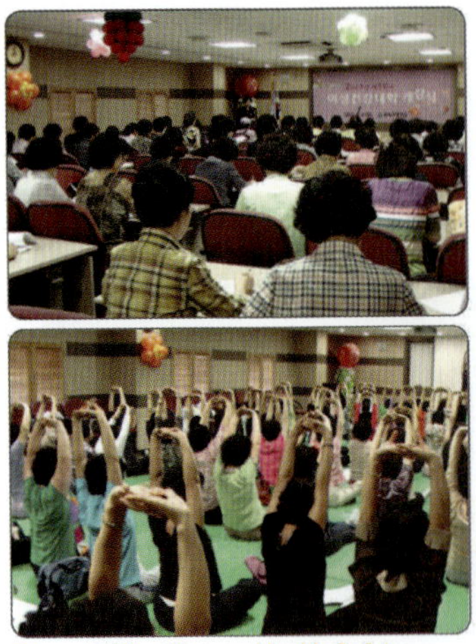

Figure 4-21 _ Women Health Safety College Education

Since 2005 after an agreement with Ewha Women's University, College of Nursing, women's health safety program has been managed twice every year for 12 weeks each. It went through home safety rules, prevention of hurts from falling, and 4 fields of osteoporosis (which is a common disease for middle-aged women), women's cancer, incontinence of urine and women's well-being, and completed the newest knowledge of experts and ways of self-management. 110 of 5,511 students who completed the course are appointed as health safety protector, and are working as volunteers in various safety improvement program fields.

b. Civil Defense Corpse Member Safety Education

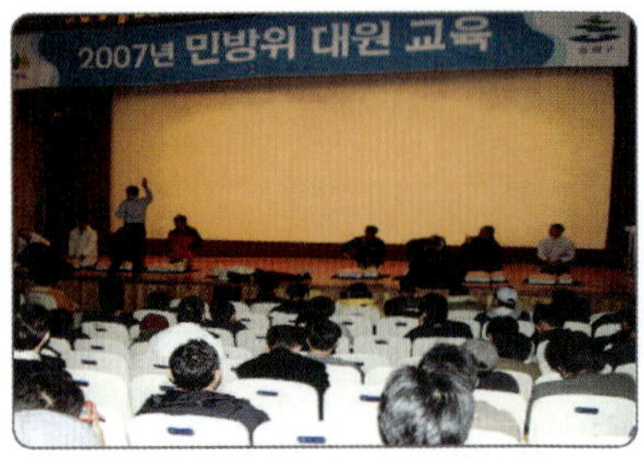

Figure 4-22 _ Civil Defense Corpse Member Safety Education

Safety education was carried out of the injury prevention for Civil Defense Corpse members. Along with home life safety education that can diagnose dangerous factors at home using home safety checklist, there is also cardiopulmonary resuscitation training which practices emergency measures in critical moments occurred in everyday life. According to the survey of Civil Defense Corpse members in 2007, awareness about injury prevention possibility have increased overall compared to 2005. Also, concerns about injury occurrence have decreased the most from 26.9% to 16.9% in homes with children below the age of 8 and parents above the age of 65. In particular, cardiopulmonary resuscitation training appreciated by Civil Defense Corpse members will be carried on as mandatory education for new members and advanced education for current members.

4-2-4. Over 65 years old

a. Elderly's Safety Education

With the increase of the aged population due to the extension of average life span,

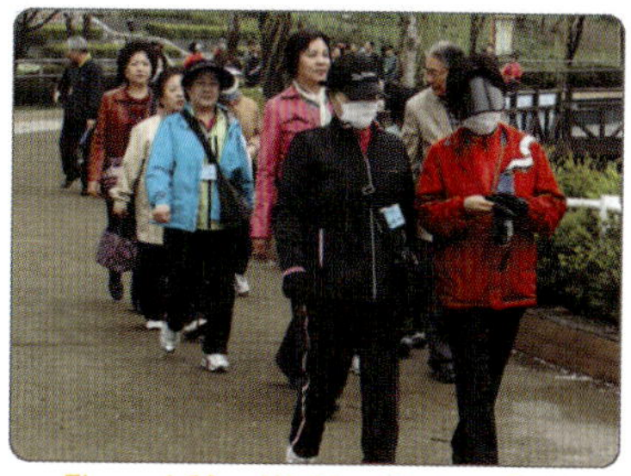

Figure 4-23 _ Walking Contest of elderly

safety concerns of the elderly are also increasing, so to prevent various safety concerns beforehand we are carrying out safety education in various fields such as traffic, fire and life safety with the cooperation of police offices and fire stations. Since 2006 we have connected with various programs run by Senior Center and social welfare facilities and have carried out regular and repetitive safety eduation. Also, we have operated safe walking education using natural environment such as Seokchon Lake and Seongnae Stream in Songpa District so they can enjoy a safe senescent life by decreasing injury occurrences. Education have started in 29 Senior Centers in 2005, and it has been expanded to 68 centers in 2007.

b. Program for fall prevention

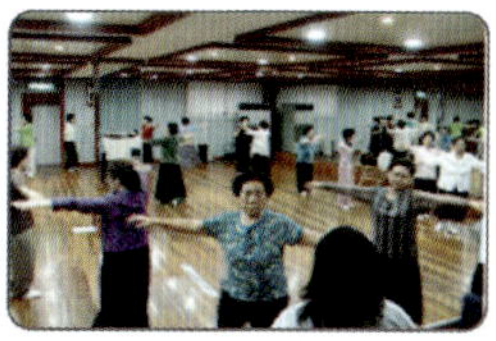

Figure 4-24 _ Rhythmic Dance Education

Fall prevention of elderly is one of the important safety issue in this modern society with aging population structure. Injuries due to falls of the elderly recover slowly and causes of the decrease of quality of life. Since 2005, visiting nurses from the public health center visited Senior Center to educate the old people about preventing fall and provided them with rhythmic dance which increases sense of balance.

c. Inspection and modification of Senior Center

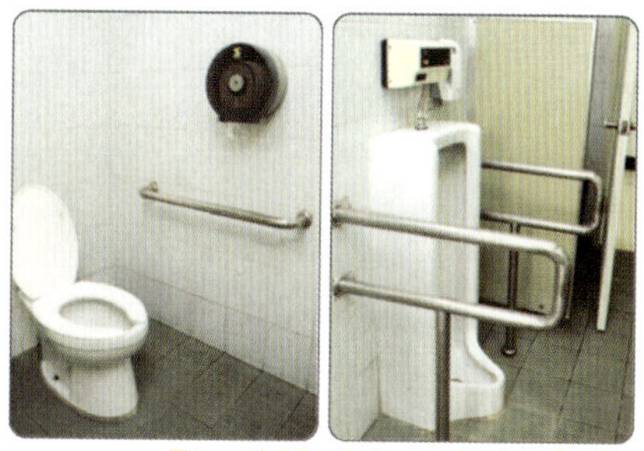

Figure 4-25 _ Bathroom Safety Facility

We tried to reduce injuries occurrence of the elderly, by improving environment and regularly safety inspection in 133 Senior Centers in Songpa District, which are used by the old for a long time. We operated inpection and modification of basic facilities such as buildings, electricity, gas and fire control, and established automatic fire extinguishers and emergency bells. In particular, we established non-slip equipment and safety handles in gate slopes, stairs and bathrooms to prevent fall.

Table4-3 **Acitivities in the following Environments**

Program Title	Target group	Target Environ-ment	Object	Starting Year	Participation Sector
5. Home					
a. Management of Parents Safety Class	parents	home	home injury prevention	2005	public, health center universities
b. Decorating House of Love	all ages	home	home injury prevention	2005	district office, private organization, volunteers
6. School					
a. Management of Inhabitants Patrol Party Near School	7~19yrs	school	school injury prevention	2005	district office, education office, volunteers
b. Modification Project of Schools' Dangerous Environment	7~19yrs	school	school injury prevention	2005	district office, education office
7. Road					
a. Management of Children's Traffic Safety Program	0~12yrs	road	children RTI prevention	2005	public health center, police station, private organization, enterprises
b. Adults Traffic Safety Education	20~64yrs	road	adults RTI prevention	2005	district office, police station
c. Safety Zone Project	7~12yrs, 65yrs and above	road	RTI prevention	2005	district office, police station
d. Safety Traffic Countermeasure	all ages	road	RTI prevention	2005	district office, police station, private organization, volunteers
8. Community					
a. Management of Cardiopulmonary Resuscitation Training Program	20~64yrs	all environment	emergency situation measures	2005	public health center, private organization
b. Management of Safety Monitoring System	all ages	all environment	community injury prevention	2005	district office, public health center, police station, fire station, private organization
c. Safety Protector Activities	7~19yrs	all environment	community injury prevention	2005	district office, police station, enterprises, volunteers
9. Work Place					
a. Safety Supervision of Construction Area	all ages	work	workplace injury prevention	2005	district office, enterprises
b. Safety Supervision of Workplace	all ages	work	workplace injury prevention	2005	district office, police station, enterprises
c. Safety Supervision of Garak Market	all ages	work	workplace injury prevention	2005	district office, fire station, enterprises
10. Leisure & Sports					
a. Safety Supervision Program of Lotte World	all ages	leisure facilities	prevention of injury from play	2005	district office, enterprises
b. Making Safe Playground	5~12yrs	playing environment	prevention of injury from play	2005	district office, volunteers
c. Safe Bicycles	all ages	playing environment	prevention of injury from play	2005	district office, public health center, private organization, enterprises
11. Suicide & Violence					
a. Management of Songpa Mental Health Center	all ages	all environment	prevention of suicides and violence	2005	public health center, hospitals, private organization
b. Management of Healthy Family Support Center	all ages	home	prevention of suicides and violence	2005	district office, private organization
c. Seongdong Korea Correctional Service's Suicide Prevention Project	prisoners	prison	suicide prevention	2005	prison
12. Fire Prevention					
a. Management of 'One Fireman Per School' System	7~12yrs	school	fire prevention	2005	education office, fire station
b. Experience program of Seoul Citizens Safety building	all ages	all environment	fire prevention	2005	district office, education office, fire station
c. Management of Safety 119 Experience Class	all ages	home	fire prevention	2005	fire station

4-2-5. Home

a. Management of Parents Safety Class

There are many safety concerns at home during infancy, so we are managing safety education for 24,000 parents of infants who visit the public health center. Twice a year we educated the pregnant women and unborn children class about the significance of home safety and health management before and after childbirth. In the baby massage class that is being held twice a year and baby food class that is being held four times a year for parents and infants of 6~12 months, they are educated about safety concerns cases in bathrooms and kitchens and the precautions.

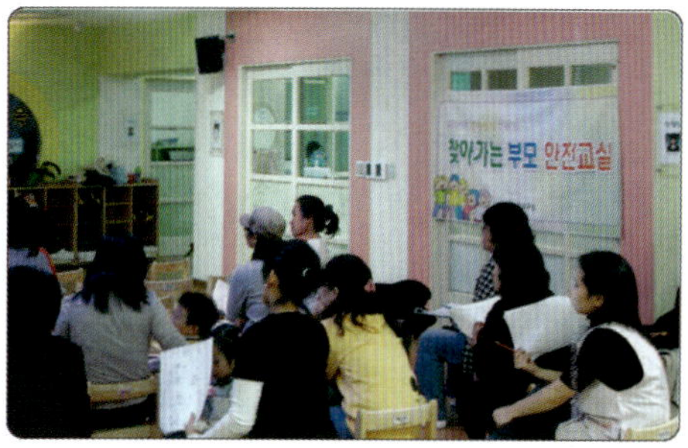

Figure 4-26 _ Infants and children's Parents Safety Class

Also, promotion and education are being carried out for parents who visit the public health center for vaccination to prevent safety concerns at home.

b. Decorating House of Love

To prevent safety concerns that can occur at old people's homes where injury occurrence is high environmentally, safety inspections were operated in 1,065 households since 2005 of electricity, gas, boilers and buildings with the cooperation of Korea Electrical Safety Corporation and Korea Gas Safety Corporation. Also, after inspection, we connected 900 households with volunteer service organizations to improve dangerous living environment by exchanging paper-covered floor, repairing windows, walls, doors and stairs, exchanging boilers and electric facilities, equipping fire extinguishers, and establishing hand rails.

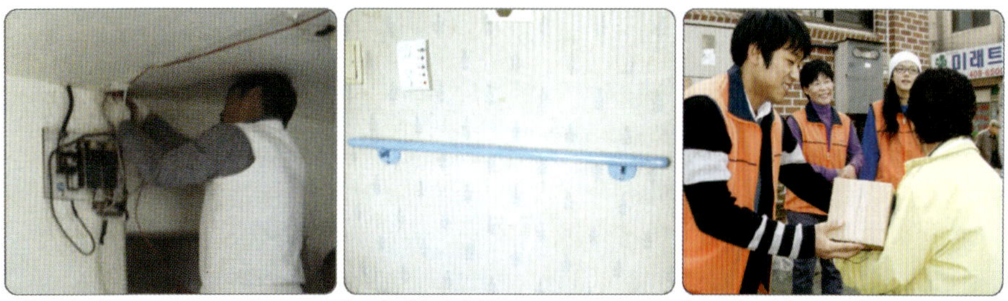

safety check | hand rail installation | fire extinguisher supplement

Figure 4-27 _ Safety Inspection and Facilities Improvement of Elderly's Homes

4-2-6. School

a. Management of Inhabitants Patrol Party Near School

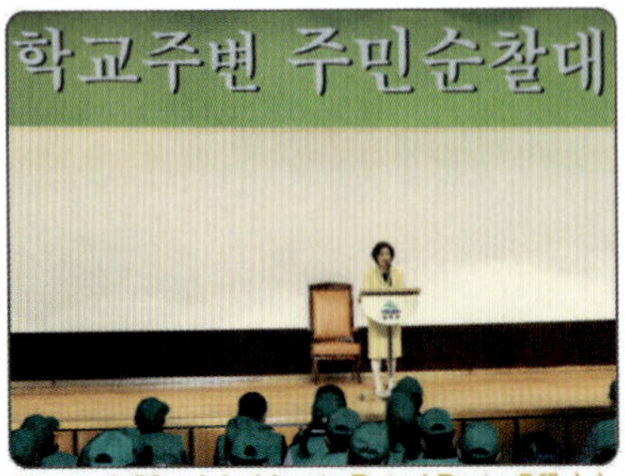

Figure 4-28 _ Inhabitants Patrol Party Official Ceremony

To reduce safety concerns in environments in danger of injuries near school and to protect teenagers, we are managing inhabitants patrol party. Inhabitants patrol party, which is formed by 300 people, observes minus environment near elementary, middle and high schools 3 times a week, and acts as a guidance for teenagers. Also, it improves various dangerous factors such as roads near school, traffic facilities, and illegal parking.

b. Modification Project of Schools' Dangerous Environment

To reduce injury accidents occurring at school, school environment improvement project is being promoted since 2001. Since 2006, it was promoted focusing on forming safe environment by establishing skid-proof facilities and safety signs in 84 nurseries, elementary, middle and high schools.

4-2-7. Road

a. Management of Children's Traffic Safety Program

For the expansion of children's traffic safety awareness and prevention of safety concerns, we are managing children's traffic park. The traffic park holds traffic facilities such as indoor educational space, traffic light and signs, 60 bicycles, elevated roads, underground passage and overhead walkways, and carries out education for 96,000 children a year to experience the facilities. Also, to reduce injuries due to mutual collisions and falls that may occur as many children gather in swarms, rubber chip application construction is being done in most sidewalks in the park so that children's traffic park can be used as a safer educational space.

Korea Children Safety Foundation concluded an agreement with Korea Transportation Safety Authority to promote car seats loaning program for the safety of infants in cars. They loaned 7,700 car seats in 2 years free of charge for low-income level with children younger than 6 years, and have been educating the borrowers about correct use of car seats.

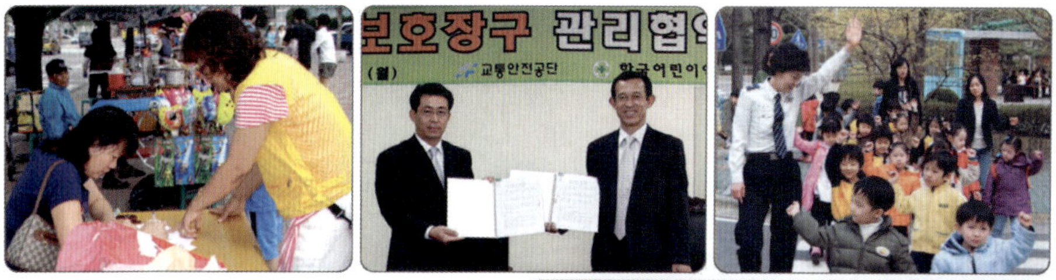

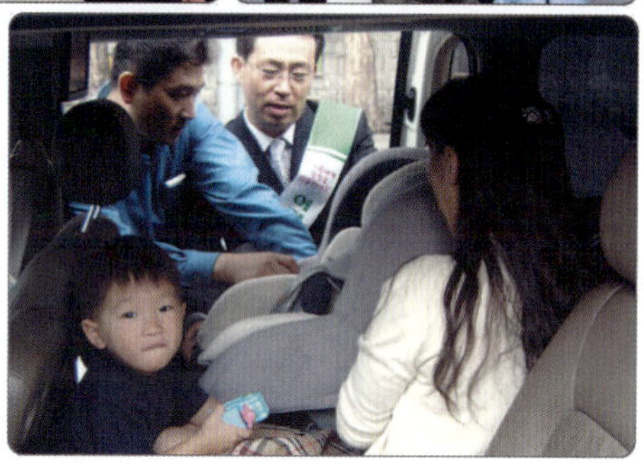

Figure 4-29 _ Children's Traffic Park and Car Seats Loaning Program

b. Adults Traffic Safety Education

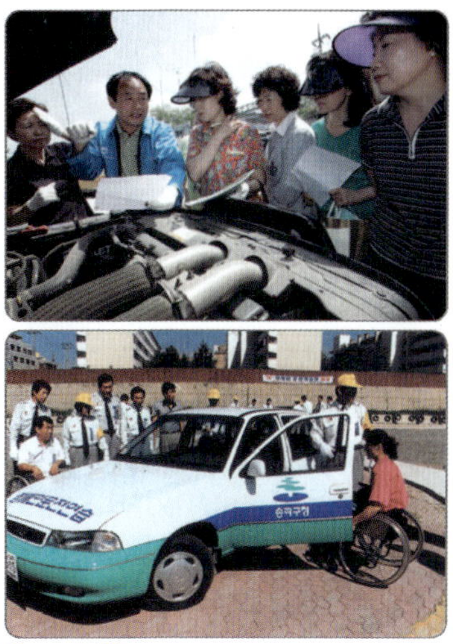

Figure 4-30 _ Women Drivers' Class and Driving Practice Area for the Disabled

With Songa district organization of Seoul Part Maintenance Association, we are managing women drivers class to reduce Road Traffic Injury by educating what the increasing women drivers need to know when driving. 40 women drivers per month learn emergency managements in Road Traffic Injury, defensive driving, and car maintenance methods for 4 weeks.

Also, there is the only driving practice area for the disabled in the whole country, to help the disabled drive. Around 200 people are being educated per year. The development of driving skills of the disabled is effective in the security of the disabled people's safe moving rights and the expansion of their social participation.

c. Safety Zone Project

Main school districs near 30 nurseries and elementary schools are assigned as school zone (children protection zone), and Road traffic safety facilities such as signs, protection fences and colored pavements are established to protect children. Also, screen doors are installed to limit vehicles in passing during school hours, completely intercepting the dangerous factors of Road Traffic Injury.

Also, to prevent Road Traffic Injury of elderly, 25 Senior Centers that are widely used by elderly and elderly welfare halls are assigned as silver zone (elderly protection zone). The protection zone for elderly is paved in color ascon, and 'Slow Down In Front of Senior Center' sign and overspeed prevention hump are established. Drivers have to limit their speed within 30km. This protection zone for elderly, which is operated first in the country by Songpa District, made the government revise the Road Traffic Act, and is being carried out over the country with the amendment of the Road Traffic Act since April 27, 2007.

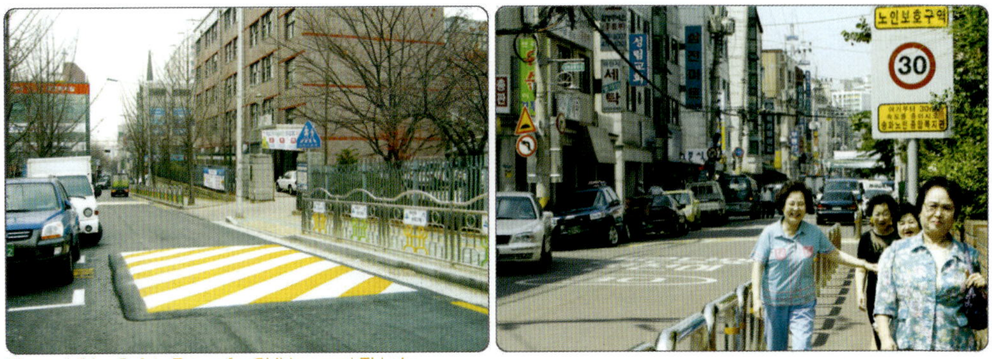

Figure 4-31 _ Safety Zones for Children and Elderly

d. Safe Traffic Countermeasure

To make the Safe Community where inhabitants can pass without fear, we devised a special measure for areas with many Road Traffic Injury. We made maps with indications of areas where there are many Road Traffic Injury and distributed them to inhabitants for prevention beforehand, and reinforced road safety facilities near school to prevent children safety concerns.

In addition, we are doing 'Right-side Walking' campaign because 'Left-side Walking' that had been descending from long ago is not suitable for human's physical development and is analyzed as a significant cause that influences pedestrian accidents. We promote the necessity of 'Right-side Walking' to inhabitants, and is establishing directional signs and road surface direction signals in roads, parks and subway stations.

Also, to form safe pedestrian space considering the disabled and the old, crosswalk projections in 44 crosswalks are lowered to below 1cm, no-entering pole is established to prohibit entrance of vehicles, and braille blocks are paved for the disabled. To ensure pedestrial safety in alleys, sidewalks are fixed with packing materials that can easily be distinguished from roadways. Especially, middle lights are established in street lights so they can illuminate roadways and sidewalks to the corner, and fixed 187 street lights by brightening the illumination and preventing crimes as well.

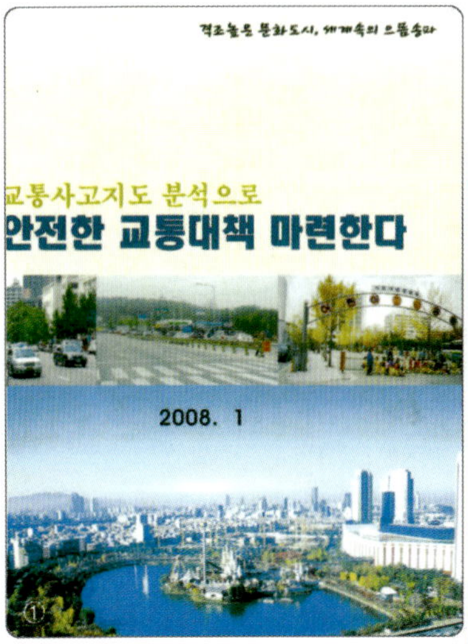
교통사고지도 분석으로
안전한 교통대책 마련한다
2008. 1
①

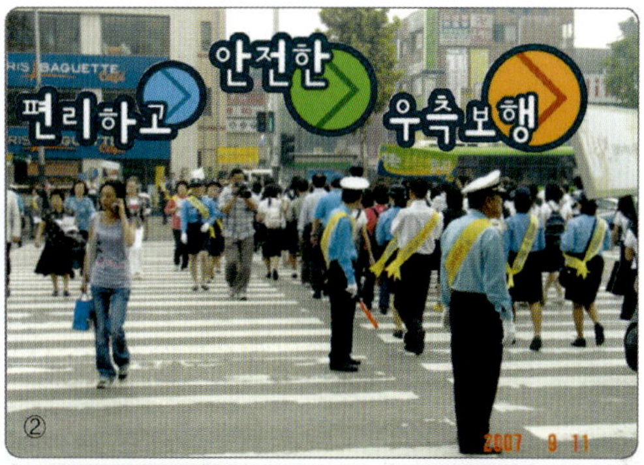
편리하고
안전한
우측보행
②

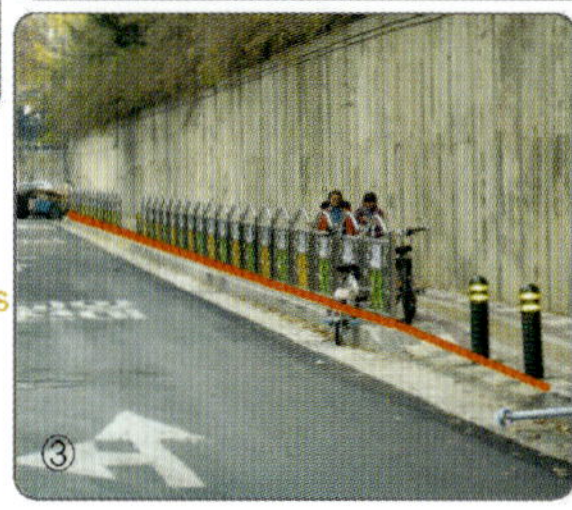
③

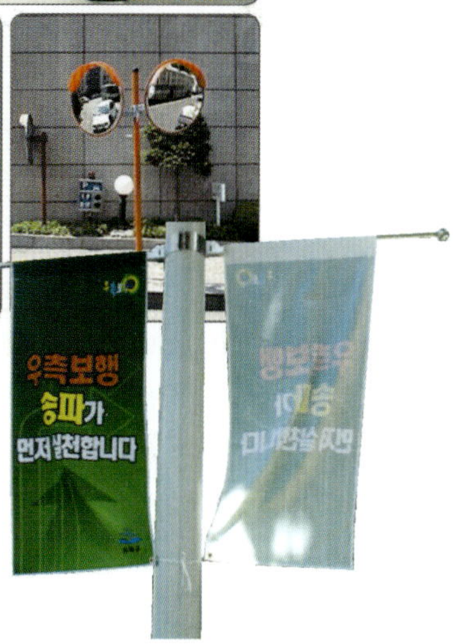
우측보행
송파가
먼저 실천합니다

Figure 4-32 _
① RTI Analysis
② Right-side Walking Campaign
③ Road Composition Focused on Pedestrians

4-2-8. Community

a. Cardiopulmonary Resuscitation Training

The public health center is holding Cardiopulmonary Resuscitation Training for inhabitants to gain ability to take measures at emergency and protect valuable lives. Since 2005 there has been Cardiopulmonary Resuscitation Training 10 times a year for 500 people such as Safe Community activists, teachers, and industry workers. The education takes the form of personal guidance by professional educating team consisting of emergency medical doctors and emergency rescuers of Seoul Emergency Medical Center, for 2 hours of theory and 2 hours of actual training (with the total of 4 hours), and evaluation after the training. All staff members of the public health center have taken the Cardiopulmonary Resuscitation Training, and it will also be operated for all staff members of the district office.

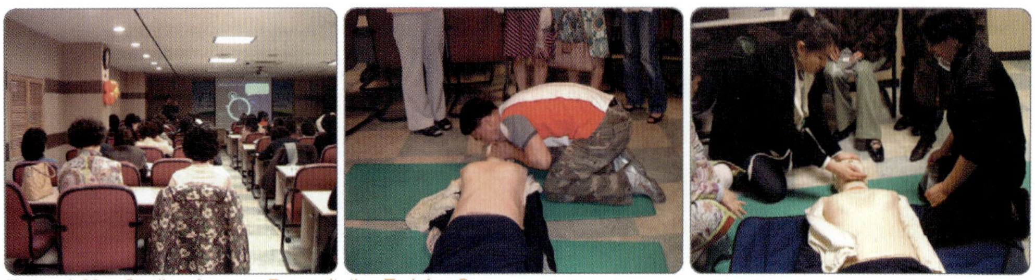

Figure 4-33 _ Cardiopulmonary Resuscitation Training Scene

b. Management of Safety Monitoring System

Songpa District is carrying out 'flood notifier service' that spreads urgent disasters such as typhoons, local downpour, and river floods to inhabitants real-time. The notifier service takes the form of automatic voice report system to cell phones and home phones of inhabitants, and it had been notified to 62,073 people in 50 or so heavy rainfalls in 2007. Also, we manage 'remote observation control system' that can observe 6 pumps, floodgates and rivers through monitoring camera in the briefing room of the district office. With its effort, there has been no household with any flood damage in 2007.

Every April there is 'Safety Checking Day' which forms safe atmosphere in the Community and raises safety awareness of residents. In Safety Checking Day, inspecting patrol including safety specialist inspected 2,083 main facilities beforehand. Also, they increased consciousness about safety, and to prevent disasters we are sending text messages that inform safety check methods suitable for each occasion such as fire caution, thawing season and the rainy season, for 518 buildings that are specifically in management such as large construction sites, market facilities and places dealing with gas, and 11 fire-prone facilities such as markets and greenhouses.

Also, 88 security CCTV's are established and managed near schools and on dark streets and parks. CCTV is useful in securing safety of children and teenagers, preventing crimes at night and also in arresting criminals, so local inhabitants are highly satisfied.

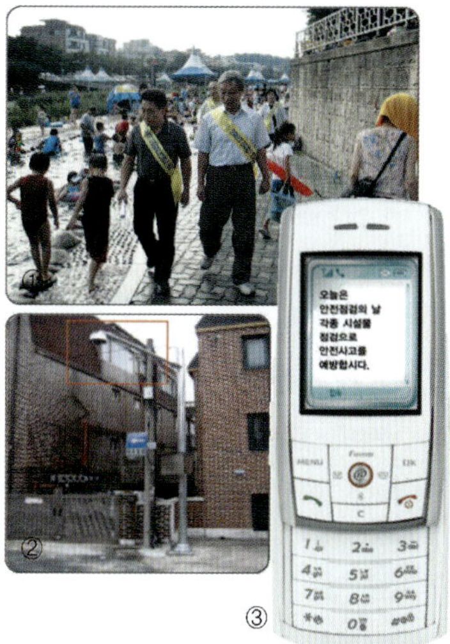

Figure 4-34 _
① Safety Inspection Day Event
② CCTV Establishment
③ Safety Check Text Message

c. Safety Protector Activities

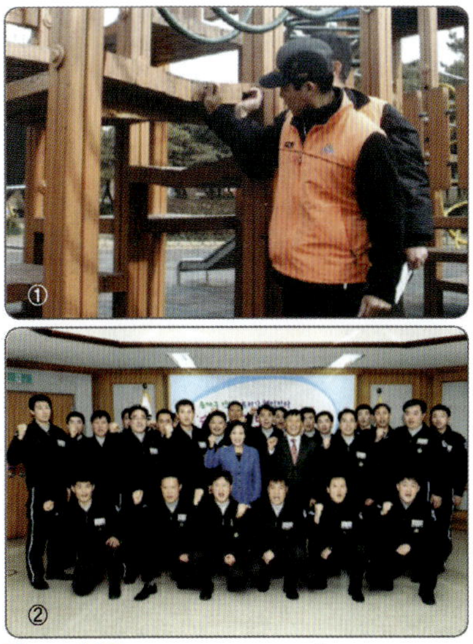

Figure 4-35 _
① Songpa Safety Guard
② Our Town's Safety Sheriff

Songpa District is managing self night guards of 450 inhabitants to prevent crimes and keep local safety, with Songpa Police Station. Self night guards patrol the environment in which they live and prevent crimes, check safety of facilities such as playgrounds, and promote traffic safety.

Also, with the participation of excellent private enterprises to increase the effect of safety increase project, we concluded an agreement with guard specialty program 'S1' and is carrying out 'Songpa Safety Guard' project. Songpa Safety Guard is participated by 40 staff members of guard specialty program as volunteer service. They patrol 58 parks, schools and amusement centers in the district at night to prevent teenagers safety concerns, and teach teenagers self-defense by visiting schools.

4-2-9. Work Place

a. Safety Supervision of Construction Area

To prevent disasters occurring in construction sites and to protect safety of workers, program of various construction sites such as Jamsil reconstruction are doing safety examinations. In particular, in Seoul the south-east Distribution Complex construction site, they are operating safety session every morning as focused safety management item to check the worker's health, clothes, and safety helmet. Also, TBM(Tool Box Meeting) is being done 3 times a day to cultivate safety awareness of workers.

b. Safety Supervision of Workplace

To protect inhabitants to take public transportations and for the settlement of safe traffic, transportation program in Songpa District is autonomously carrying out staff safety education. They are intensively operating safety education for public transportation drivers about behaviors that intimidate the safety of inhabitants such as using cell phones when driving, reckless driving and violation of traffic regulations, and 1,054 members of 22 program participated in 2007.

Large departments stores, discount stores, and hotels also hold safety inspection every day of buildings, facilities and equipments by using checklists. Also, safety inspecting patrol made up of team leaders check all program places twice a week, constructing double safety-check management system. This safety check of multi-use facilities is important for the increase of safety of the staff and the inhabitants who use them.

c. Safety Supervision of Garak Market

Agricultural and marine products wholesale market in Garak-dong, which is the largest in Asia, is the scale of 543,451㎡, contains 2,024 stores total, has 4,200 occupant merchants and is used by 130,000 people every day. Garak Market decided that safety management of large markets with many using population and

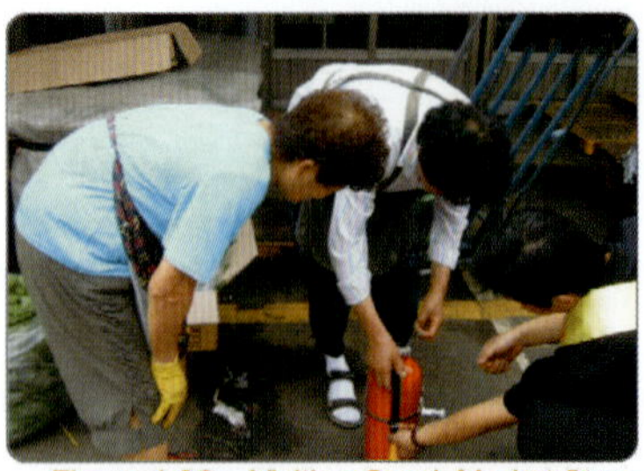

Figure 4-36 _ Visiting Garak Market Store for Safety Education

merchants will effect the safety of the Community greatly, and is carrying out regular safety checks of facilities in danger of fire and safety concerns with the fire station, and is operating safety education for merchants. In particular, fire-fighting specialists have started to reside in the market to visit stores and carry out safety education such as fire education.

4-2-10. Leisure & Sports

a. Safety Supervision Program of Leisure Facilities

Lotte World, a large theme park, carries out staff training every morning and inspects all playing facilities. Also, it prevents accident by checking whether there is any abnormality in between, and carries out focused inspection of Trill ride especially, stopping the facilities to fix them at once when abnormality is found. For the first time in the country, main rides have received admission from TUV SUD, special institution in Germany, in 2006. In January, 2007, operation was stopped for 6 months to facilities supplementation found in self safety-check, and reopened after improving all facilities, making safety the most important factor.

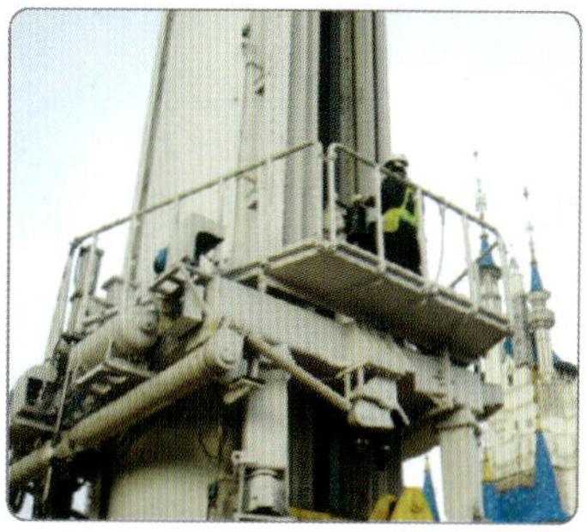

Figure 4-37 _ Safety Supervision of Lotte World

Samsung Children's Museum, which is an experimental exhibition space for plays according to the development of children, is visited by 370,000 children every year, and is repairing facilities to make it safer and is carrying out education about the safety of workers. The exhibition and facilities in the museum are safely manufactured due to the safety standard of similar education and play facilities inside and outside the country and universal design guideline, and are going through thorough examination according to safety check list every week. With the result of staff training once a month to prevent safety concerns, fire drills of audience,

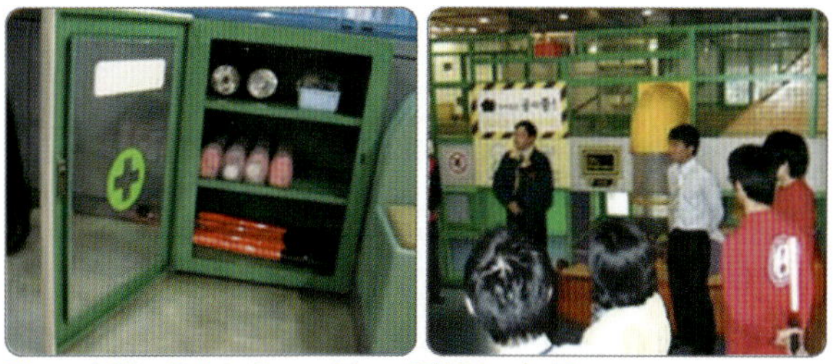

Figure 4-38 _ Safety Supervision of Children's Museum

actual training of fire extinguisher, and inducement of hyperactive audience, the 13 accidents in 2005 reduced to 3 accidents in 2007.

b. Making Safe Playground

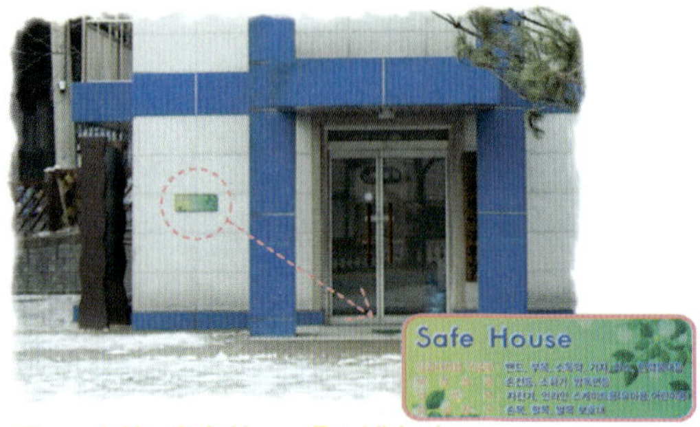

Figure 4-39 _ Safe House Established in Children's Park

We promoted a project of making safe playground to reduce the incidence of children injury deaths, by providing them with safe environment to play in. Playground equipment in the playground is separated from adults' sporting equipment, space between the facilities is secured, and products that passed safety check are used. There are signs that show how to use facilities according to age, and made 'Safe House' at nearby Senior Center and apartment control office. 'Safe House,' which is established for quick expediency when there are children's safety concerns, contains emergency first-aid kit with bands, splints, disinfectants, gauze, poultice and bandages, and emergency supplies such as flashlights, fire extinguishers and gas masks. Also, there are bicycles, inline-skating safety helmets, and wrist guards. 58 playgrounds were fixed since 2005, and 17 safe playgrounds were built.

c. Riding Safe Bicycles

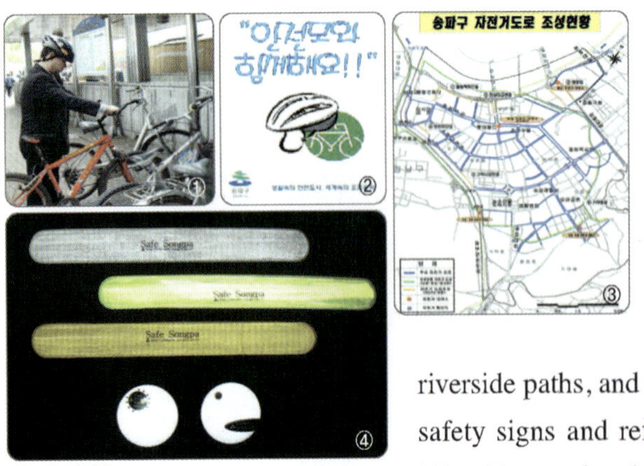

Figure 4-40 _
① Wearing Safety Helmet
② Safety Helmet Promotion Hood
③ Bicycle Path Formation State
④ Reflection Band and Badge

Songpa District is called as 'Bicycle Heaven', because it has established activation manners of using bicycles and expanding various policies and safe bike-riding facilities. Safe bicycle path of 101.8km is formed in main roads, outer road of apartment houses and riverside paths, and is divided from jogging paths and has safety signs and reflecting mirrors, promoting safety of bike-riders and pedestrians. Free bicycle repairing centers are managed in places such as subway stations where many inhabitants come and go, and repaired 6,300 broken bicycles per year. Also, we distributed bicycle guidance map with safety regulations. Places lending bicycles also lend safety helmets for free, and are increasing the participation of inhabitants by distributing safety helmet promotion hoods when lending safety helmets.

Also, to reduce bicycle accidents, we are giving bicycle license to 586 elementary school students with Korea Children Safety Foundation. We made children's bicycle-riding license examination place in children's safety park, and carried out safety education and taught 11,869 third to sixth grade students how to ride safely, and managed family safety programs with parents for 32 times.

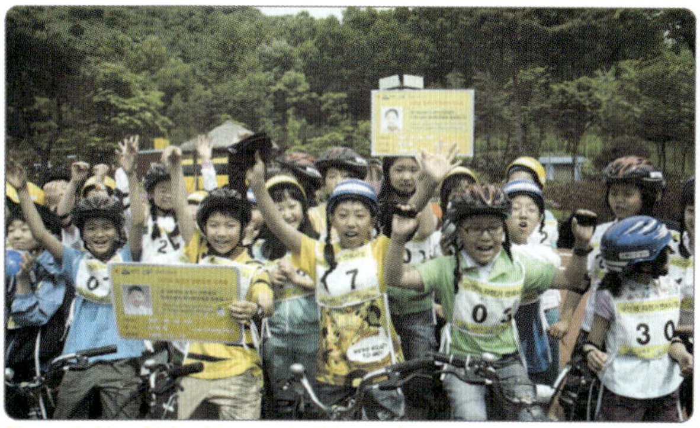

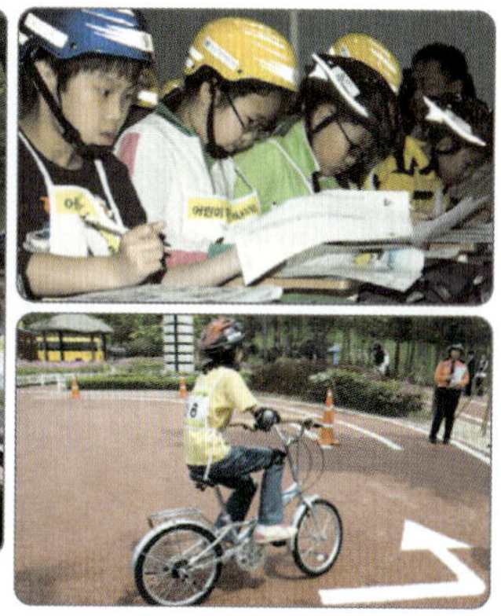

Figure 4-41 _ Giving License for Children's Bicycles

4-2-11. Suicide & Violence

a. Management of Songpa Mental Health Center

Songpa District has established and is managing Mental Health Center for the improvement of mental health of inhabitants. In Mental Health Center, various events such as mental health campaigns and mental health education are being held for local residents to increase awareness of melancholia, and it teaches them how to respond to stress and carries out mental health consultation and classified examinations. Also, mental consultation and education are being carried out for various groups of people such as children, teenagers, adults and elderly.

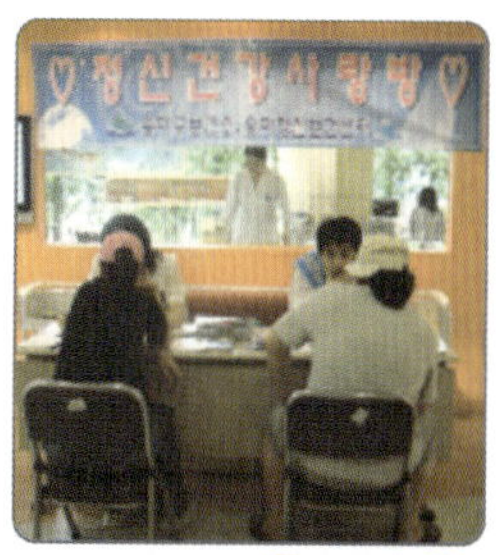

Figure 4-42 _ Mental Health Campaign

Also, there is regular consultation once every month in places with a lot of floating population, and 'mental health love room' that holds promotion projects such as promotional panel exhibition to increase comprehension about mental health.

Mental Health Center inspected Songpa District suicide conditions with Asan Medical Center and Songpa Police Station to operate effective prevention project by finding suicide attempters beforehand. In the future, based on inspection results, we will analyze the factors that make suicide dangers high, and construct active management system for inhabitants who seem to attempt suicide, through education and social resources connection.

b. Management of Songpa Healthy Family Support Center

To provide synthetic family supporting service about overall family problems, we are managing Songpa Healthy Family Support Center. Education and consultation are being carried out for divorced families and single-parent families, and it is connected to related institutions and organizations to solve the problems.

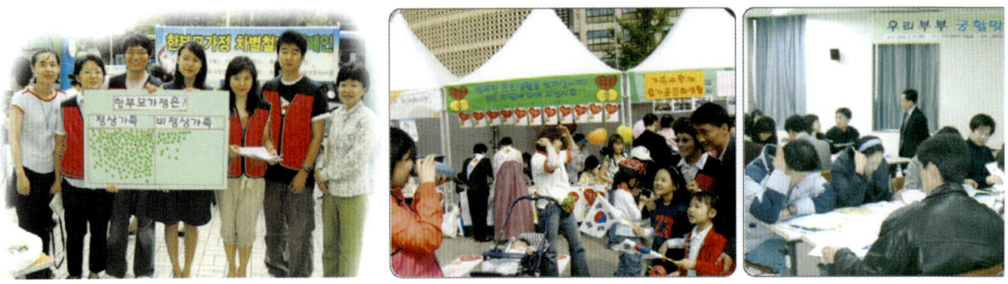

Figure 4-43 _ Healthy Family Support Center

c. Seongdong Korea Correctional Service's Suicide Prevention Project

Seongdong Korea Correctional Service is managing many programs to prevent suicide of the inmates. Through analysis of increasing inmates suicides and prevention activities, measures are taken to reduce inmates suicides. There has been internal consultations for 659 inmates in 2007, and 89 of them received mental treatment. Suicide prevention education is regularly held for 210 staff members, and environment making suicide possible in the correctional service facilities has been inspected and improved. Focused management targets are divided into levels, and we are trying so that they can gain psychological stability and relieve stress in life through suitable programs.

4-2-12. Fire Prevention

a. Management of 'One Fireman Per School' System

For school fire prevention, 'one fireman per school' system is being managed. One fireman is in charge of each of 55 elementary and middle schools that are set as models. Fireman in charge visits the school to carry out fire safety education, and manages school fire prevention plan and equipment, and identifies maintenance condition.

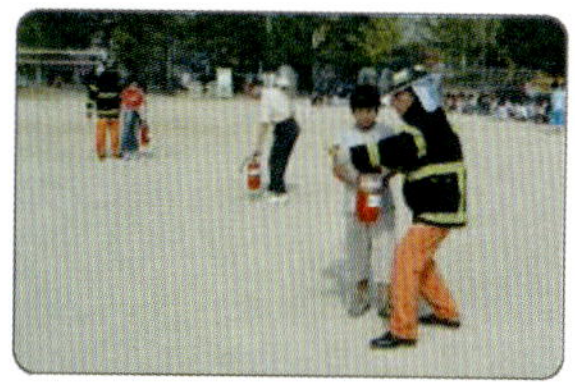

Figure 4-44 _ 'One Fireman Per School' System

b. Experience Program of Seoul Citizens Safety Building

Every year, Songpa District is managing a tour program of Seoul Citizens Safety Building for elementary school students and safety volunteer service members. It aims to increase safety awareness and improve the ability to take measures in critical situations through virtual disaster experience, to prepare for various disasters and safety concerns. Experience programs include rider image theater, experience of damage from storm and flood, disaster prevention library, emergency aid, smoke refuge and fire extinguisher experience, and 360 people participated in the 9 times in 2007.

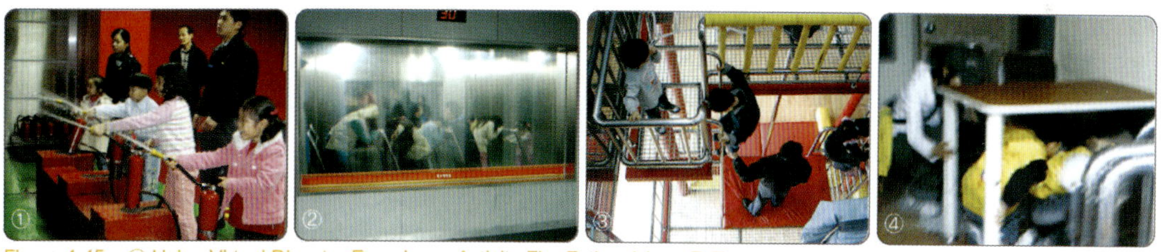

Figure 4-45 _ ① Using Virtual Disaster Experience Activity Fire Extinguisher ② Experience of injury from Storm and Flood ③ Rescue and Aid ④ Earthquake Experience

c. Management of Safety 119 Experience Class

For cultivation of safety awareness through experience such as fire and emergency aid, we are holding 119 experience camp for family units. 9 administration staff members of Songpa Fire Station visits elementary schools and welfare centers using mobile safety experience car, and carry out education regularly and examine education recipients' satisfaction level, reflecting the results to make it an efficient education.

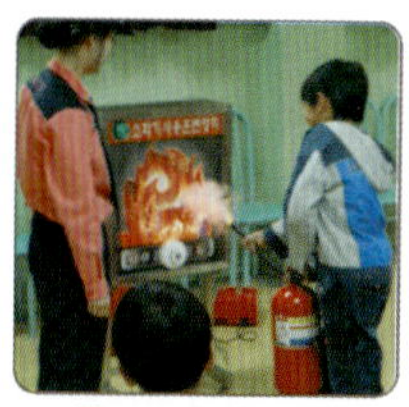

Figure 4-46 _ Safety 119 Experience Class

Indicator 3. Programs that target high-risk groups and environments, and programs that promote safety for vulnerable groups

Table4-4 **Programs for high risk groups**

Program Title	Target group	Target Environment	Object	Starting Year	Participation Sector
1. Songpa Dadoongi Safety Insurance	0~6yrs	home	infant injury prevention	2007	public health center, enterprises
2. Production of Children's Safety Storybooks	0~6yrs	home	infant injury prevention	2006	public health center, private organization
3. Management of Safety Doctor System	0~6yrs	home, nursery	infant injury prevention	2005	public health center, medical association
4. Children Safety Leader Education	0~6yrs	nursery	infant injury prevention	2005	public health center, private organization
5. Nursery Institution Safety Check and Improvement	0~6yrs	nursery	infant injury prevention	2005	district office, private organization
6. Children Safety Expo	0~6yrs	all environment	infant injury prevention	2007	public health center, universities, private organization, volunteers
7. Supply of Children's Safety Tools	0~6yrs	all environment	infant injury prevention	2006	public health center, universities, private organization

4-3-1. Songpa Dadoongi Safety Insurance

The ongoing low birth rate is expected to reduce economically active population, and the government is carrying out the policies to encourage families to have more children. Songpa District initiated this project to safely grow infants and children, endowing those who have their third child with KR 12,350 won per newborn baby for 5 years and guaranteeing the surgery or hospitalization expenses for 10 years.

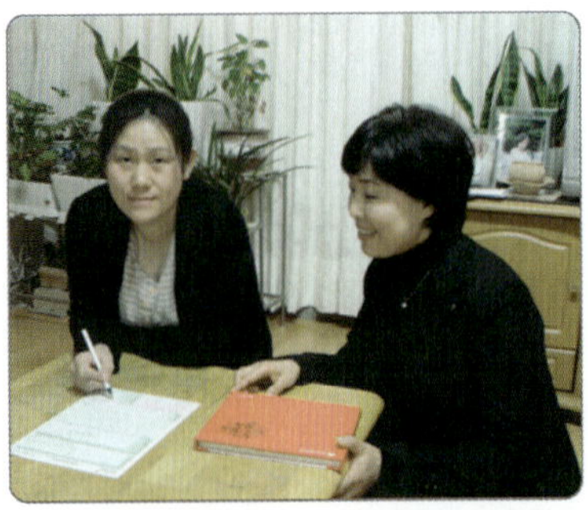

Figure 4-47 _ Injury prevention activities carried by life planner

Importantly, the insurance and life planner visits each home and provide safety education and information on safety promotion, in order to prevent injury prevention. During 2007, 303 children took out insurance policy called, 'Songpa Dadoongi Safe Insurance'.

4-3-2. Making and distribution of safety stroy books and the coloring books for children

The safety story book contains pictures so that children may easily understand the types of frequent safety accidents in daily life. From 2006, 2,500 copies have been distributed so that each home, nursery school and kindergarten may use as safety education textbooks.

The book contains 10 themes such as bathroom slip accidents, pet accidents, safe toy playing, safe sand playing and electric shock, along with the home safety checklist to check home safety. In addition, 5,000 copies of coloring books were also distributed so that could naturally lean the safety awareness by painting on the book.

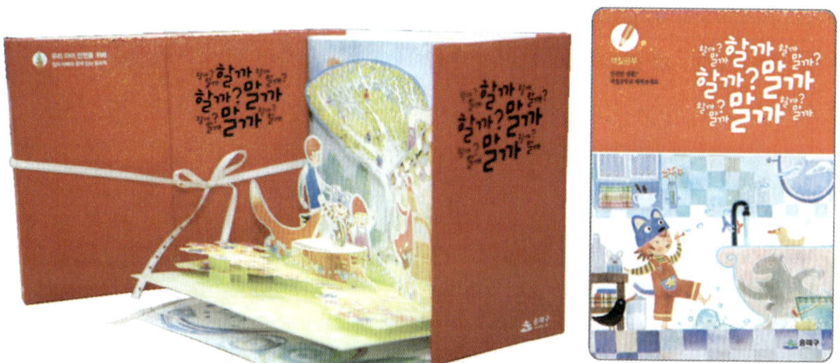

Figure 4-48 _ Safety story book and coloring book

4-3-3. Safety Doctor System

Safety Doctor System is in operation, to provide regular medical checks to the infants and children in the nursery schools and kindergartens as well as to prevent the injury accidents. One safety doctor is designated to every facility. The Safety Doctor system is well equipped enough to provide safety education to the teachers and parents and to quickly respond to the accidents. In addition, Safety Doctor takes a role of providing safety information to the residents who visit to the medical institutions. Currently, 148 medical institutions (or doctors) and 135 nursery schools and kindergartens participate, since the system started in 2005.

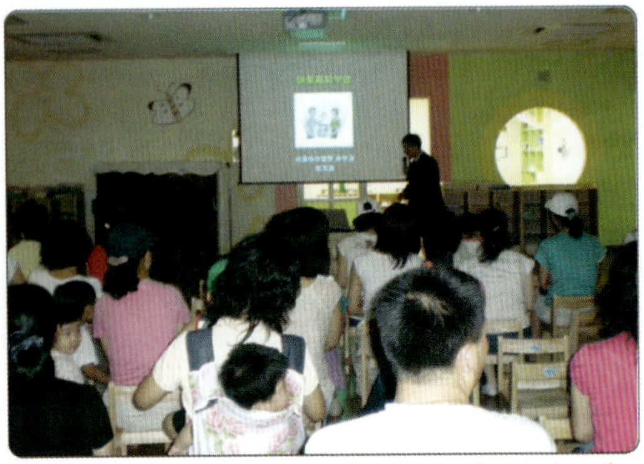

Figure 4-49 _ Safe Doctor System in action

4-3-4. Children safety leader education

The education is provided to the teachers and directors of nursery schools and kindergartens, with respect to the safety accident prevention rules and the infants and children education practices covering the daily life. This education invited them to the safety awareness put into practice. Safety related experts provide education to 880 participants for 3 hours per day, three times annually. Based on the feedback from the participants, different issues will be addressed every year.

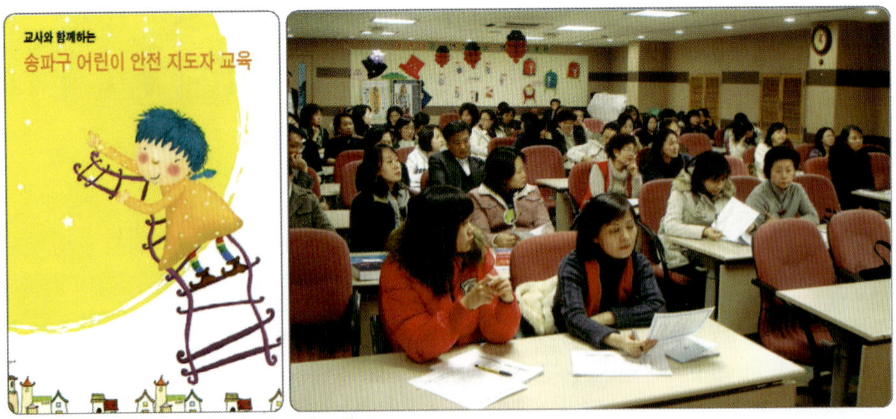

Figure 4-50 _ Children safety leader education

4-3-5. Safety checkups and improvements for nursery facilities

More than one safety checkups are annually made on the facilities and environment in 270 nursery schools and kindergartens, in order to analyze on injury possibility risk factors. In addition, it enables to improve the facilities with risk factors and to prevent safety accidents in advance, thereby forms environment where infants and children may safely grown. Since 2005, 164 facilities have been improved for 3 years.

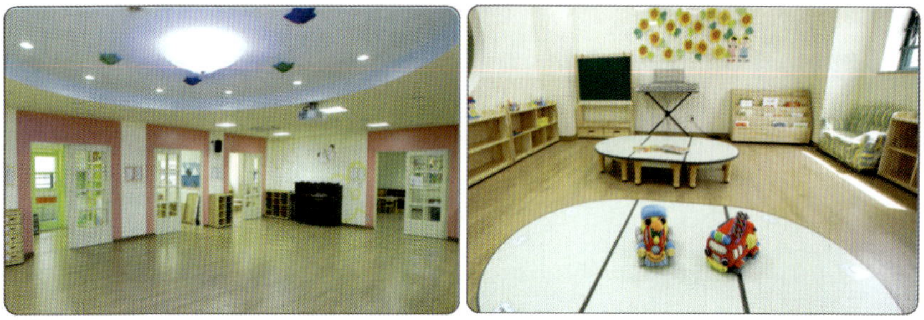

Figure 4-51 _ Nursery facility improvement

4-3-6. Children safety Expo

"Children safety Expo" has been held to disseminate the image of Songpa image setting its priority on children safety. This event is planned for children to enjoy essential safety education in daily life just like playing, rather than just watching. In 2007, 'children safety Expo' was installed with experiences booths under 10 themes in 5 fields including traffic safety, daily security, safety at home, safety in playing, and fire safety. College students majoring in early childhood education participated in safe educational tools exhibitions, safety issue related songs and dancing or musical performances. 3,500 children participated in various events such as safety photo zone or face painting hosted by the nursery school Association and kindergarten Association. In addition, the safety picture contests attracted about 1,000 children. The winning works were put on the exhibition during the Expo period. Songpa District plans to hold the children safety Expo every year, to make it the place that raises the safety awareness, provides necessary education, and forms the cooperative atmosphere to ensure the importance of safety.

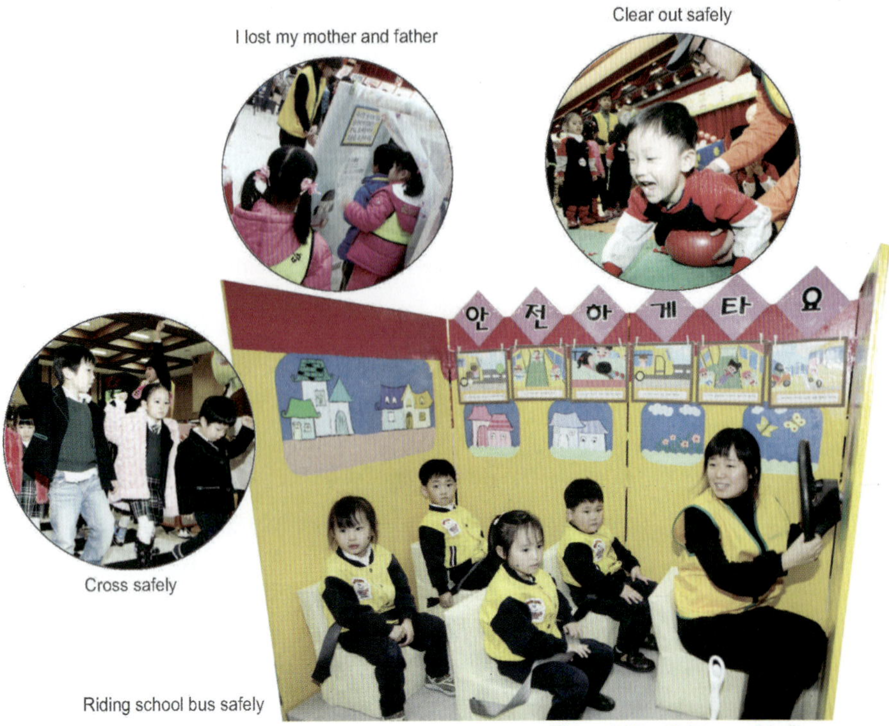

Figure 4-52 _ Children safety Expo

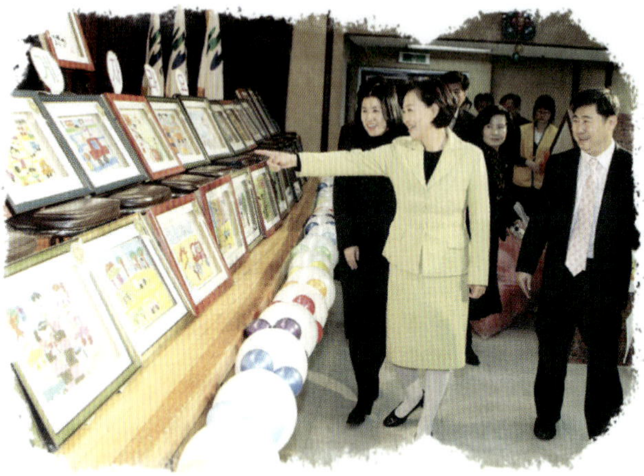

Figure 4-53 _
Children safety picture exhibition and winning works

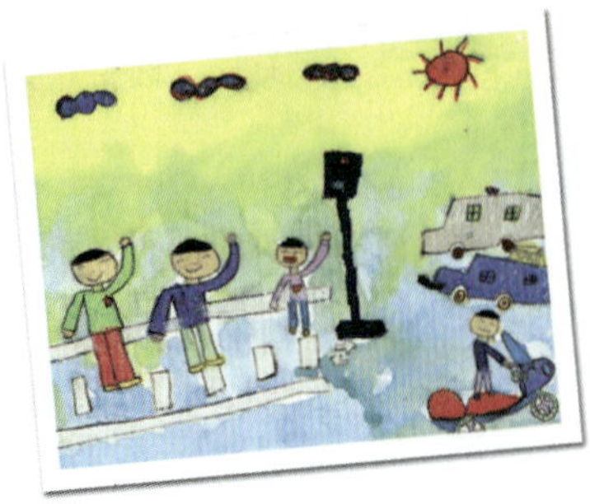

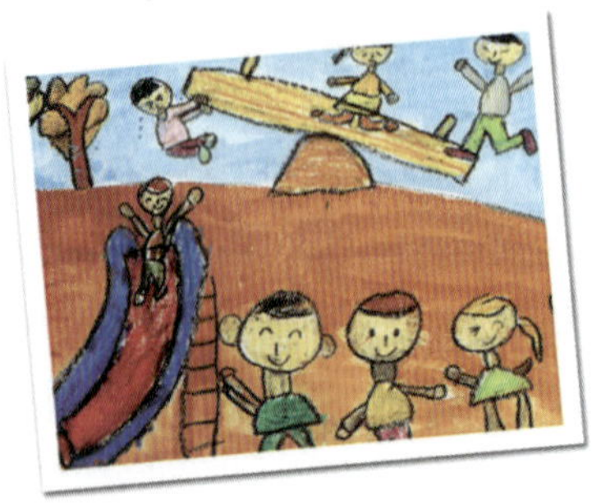

4-3-7. Supply of children safety products

We held the exhibitions and demonstrations that introduced the safety T-shirts, safety bags, safety umbrella and safety badges equipped with the fluorescent reflectors made to protect the children from Road Traffic Injury. 500 safety products have been supplied to infants and children. Songpa District plans to further manufacture and supply new types of safety products on which Songpa District symbolized characters and designs are implanted.

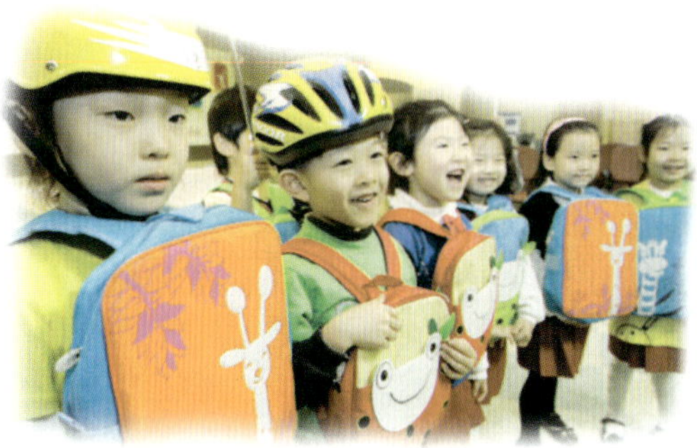

Figure 4-54 _ Children safety bag demonstration

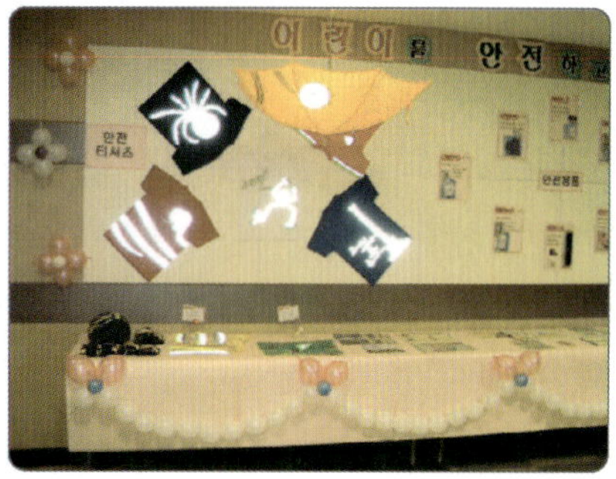

Figure 4-55 _ Safety products exhibition

Indicator 4. Programs that must be able to document the frequency and causes of injuries

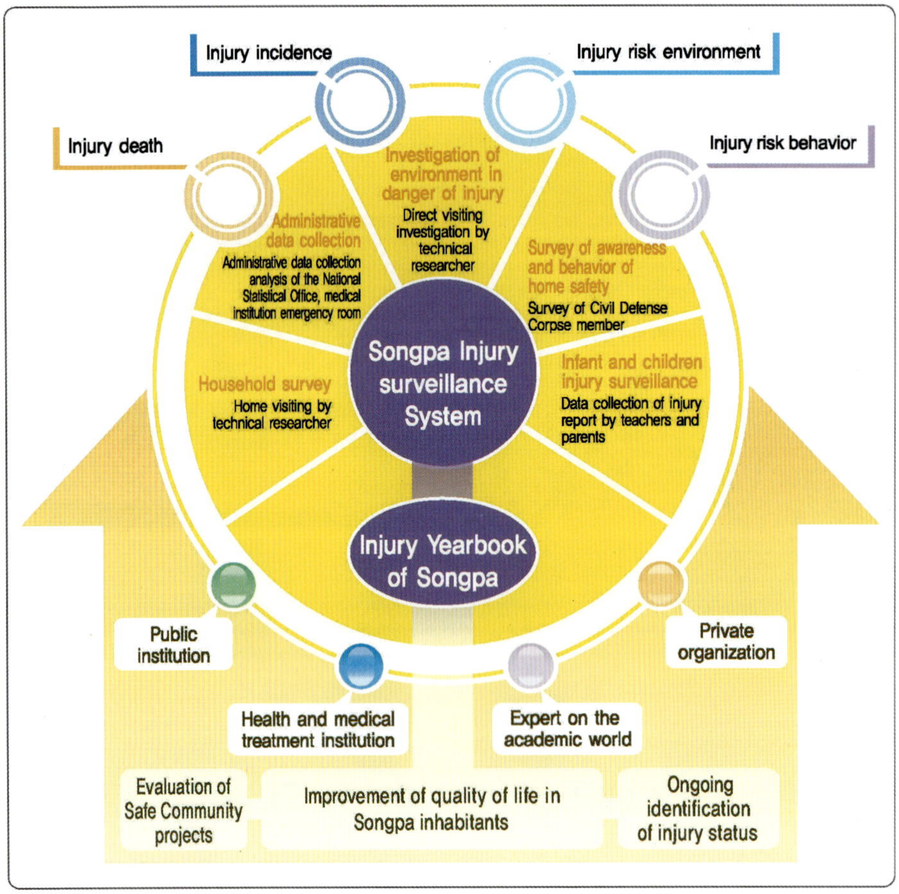

Figure 4-56 _ Songpa Injury surveillance System

For the collection of injury data that reflected the attributes of the Community, Songpa District constructed the distinguished Songpa District local injury statistics collection system which can grasp the present condition of injury occurrence and the injuries risk factor of Songpa District inhabitants, keeping pace with analysis of related administration data, identify human and material resources, survey for risk environment, Specified Injury Surveillance for Infants & children, based on a five-year period household surveys that can represent Songpa District inhabitants.

Table4-5 **Long-term plan of Songpa District injury data collection**

Section	2005	2006	2007	2008	2009	2010	period
Household surveys	done					V	every 5 years
Analysis of administration data (National Statistical Office, police, fire department, school, medical institution, etc.)	done	done	done	V	V	V	every year
Research of human and material resources	done		done		V		every 2 years
Research of risk environment in danger of injuries	done		done		V		every 2 years
Specified Injury Surveillance for Infants & children				V	V	V	every year

4-4-1. Household surveys

- Household surveys carried out in 2005 is multi stratified sampling that reflects the social and demographic characteristics of Songpa District, and nterview visited the 1,000 houses that can represent Songpa District inhabitants, and collected data. This will be carried out every 5 years.

4-4-2. Analysis of administration data

- As administration data, various forms of injury related data were regularly collected and analyzed every year, such as the National Statistical Office death cause data, school safety mutual aid association data, data of injury patient in medical institute emergency room, data related to the National Police Agency traffic, crime and suicides, headquarter of fire disaster control 119 emergency activity data and many others.

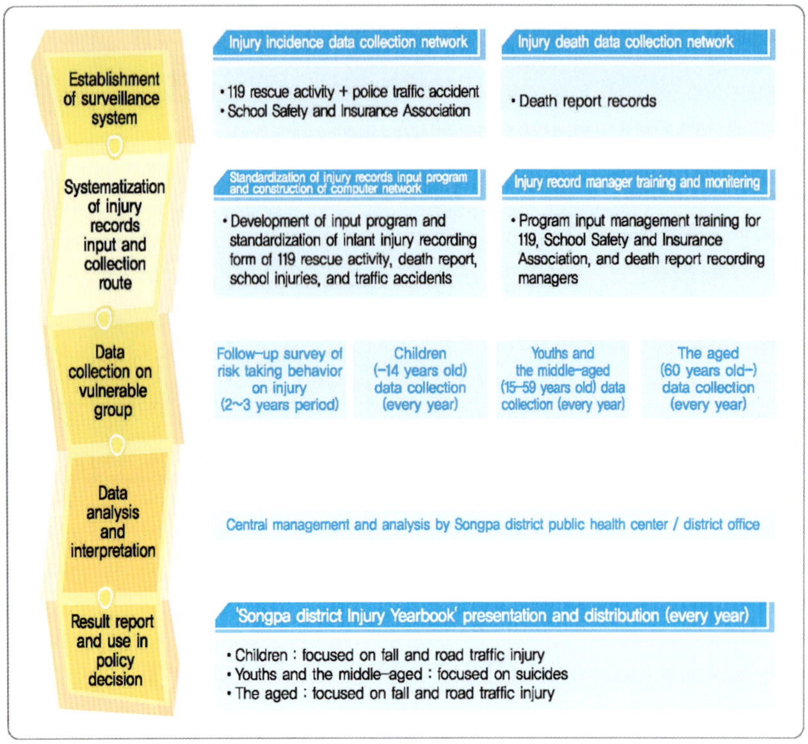

Figure 4-57 _ Analysis of administration data

4-4-3. Research of human and material resources

- With government institutions, medical health institutions and private organizations such as Songpa District Office, fire station, police office, general hospital, mental health center, safety-related organizations as the target, we researched safety-related program execution state and usable human and material resources in promotion of safety increase program.

- While data researching, we could form similarity of safety increase program between related institutions. We arranged the opportunity for the whole safety increase program to be managed effectively through the research by preventing the overlapping of program being carried out individually and establishing the priority order, and overall research will be carried out every 2 years from now on.

4-4-4. Research of environment in danger of injuries

- Trained researchers carried out door-to-door research about all environment around life that influence injury such as nursery and kindergarten, children's park, playground, and Senior Center. Research is being carried out every 2 years, and the environment research of 336 places in 2005 and 521 places in 2007 was done.

4-4-5. Specified Injury Surveillance for Infants & children

- All injury cases occurring for 12 months are being researched, in target of 37 nurseries and kindergartens selected for each area considering the location, scale and type of institution.

- The research range includes not only accidents visiting the medical institutions but also little accidents with first-aid treatments done at nurseries and home, and teachers are the subject of data collection for accidents occurring in nursery related activities and school districts while parents are the subject for accidents at home.

- Injury occurrence accident reports are written according to the checklist developed in special institutions and injury data is collected with the use of the web.

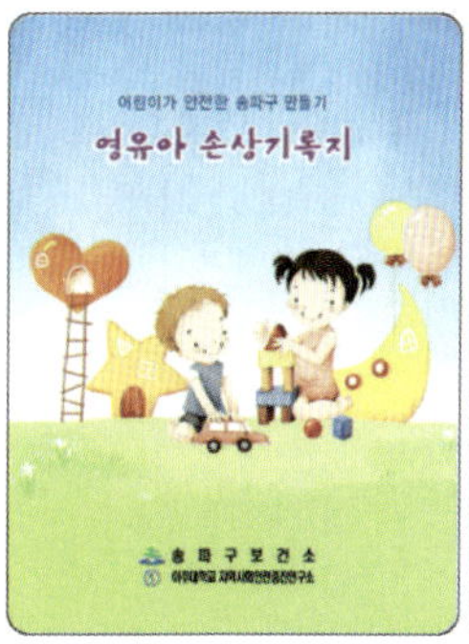

For Parents

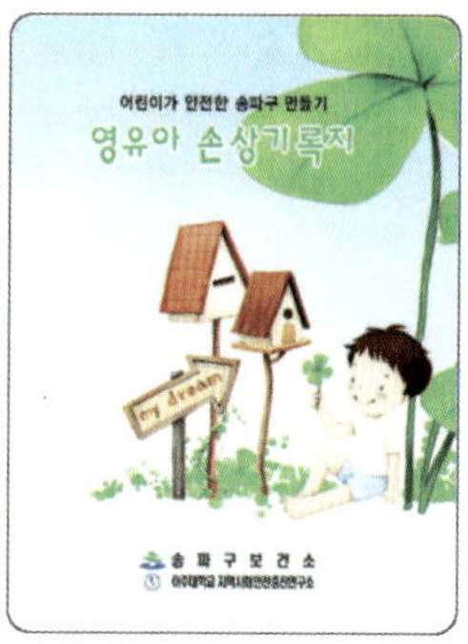

For Teachers

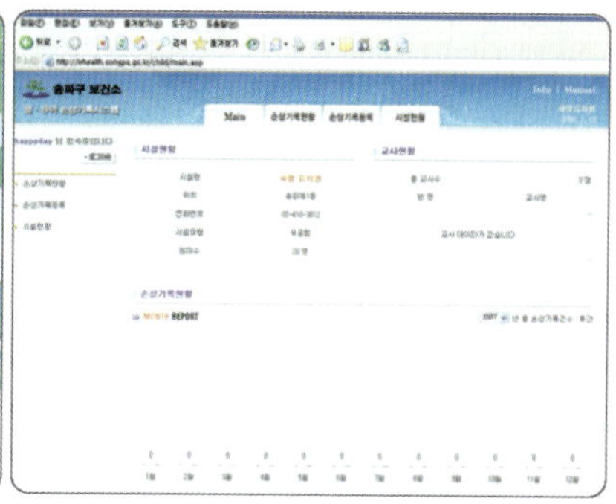

Specified Injury Surveillance for Infants & Children (web)

Figure 4-58 _ Specified Injury Surveillance for Infants & Children

Indicator 5. Evaluation measures to assess their programs, processes and the effects of change.

Songpa District has been carrying out one evaluation per year, about programs executed by Safe Community project. The evaluation of program first evaluates both execution process and its result, and also evaluates success or failure of the goal established and how much the relevant program contributed to accomplish the purpose that Safe Community project has been aiming at. Which means, it includes: investigation · analysis about what was executed by each programs and the end result from the project overall progress process, amount of resources used, and analysis on reason of success and failure of the projects.

The program concerned will share the evaluation result, and based on the result, whether or not to operate revision · supplementation and expansion of the existing program will be decided, and an overhaul will be carried out including a reflux-process.

4-5-1. Analysis of awareness and behavior on home safety

According to the result of investigation which has carried out a Civil Defense Corps member as a subject, a degree of recognition about possibility of injury prevention has raised in year 2007 compared to year 2005, in every family structures. Also, an apprehension toward injury occurrence has been diminished the most in a family with parents above 65 and children 8 or under.

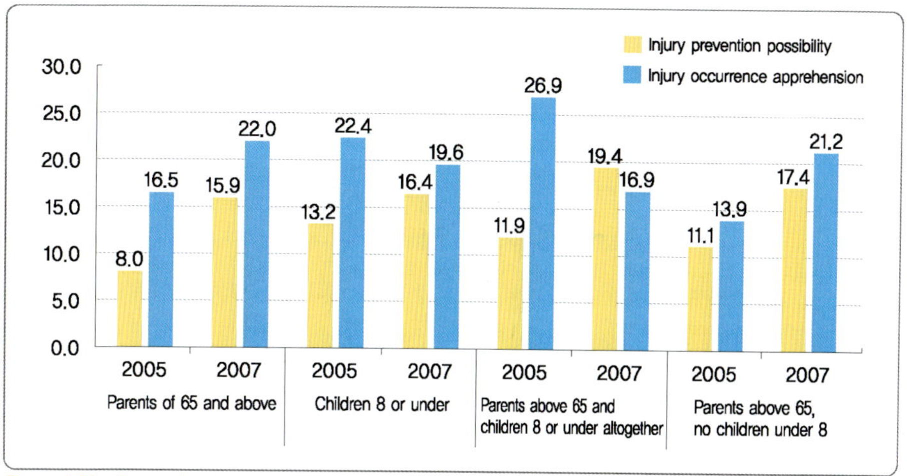

Figure 4-59_ Comparison by years on Injury prevention possibility and Injury occurrence according to family structure

Moreover, according to the result of analysis on behaviour of home safety, regular gas checkup(soapy water), using Octopus-like code, Wetness removal after using bathroom were in order in both 2005 and 2007, but practice degree of safety behaviour has rose overall, compared to year 2005.

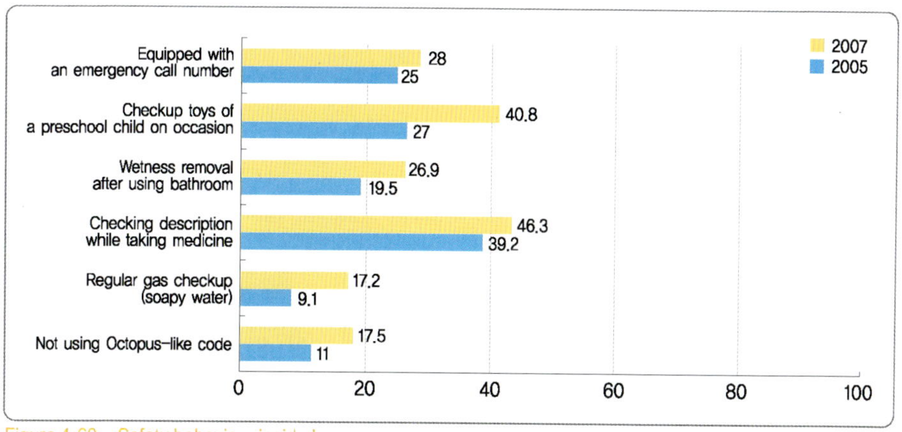

Figure 4-60 _ Safety behaviour inside home

4-5-2. Analysis on environment inside home

As a result of analysis on safety environment inside home of a Civil Defense Corps member, it has rose in all field including possession of fire extinguisher, set up emergency light, set up window protection or lattice, compare to 2005. However, still there are items that can't even reach 40%, which still needs a lot of improvement from now on.

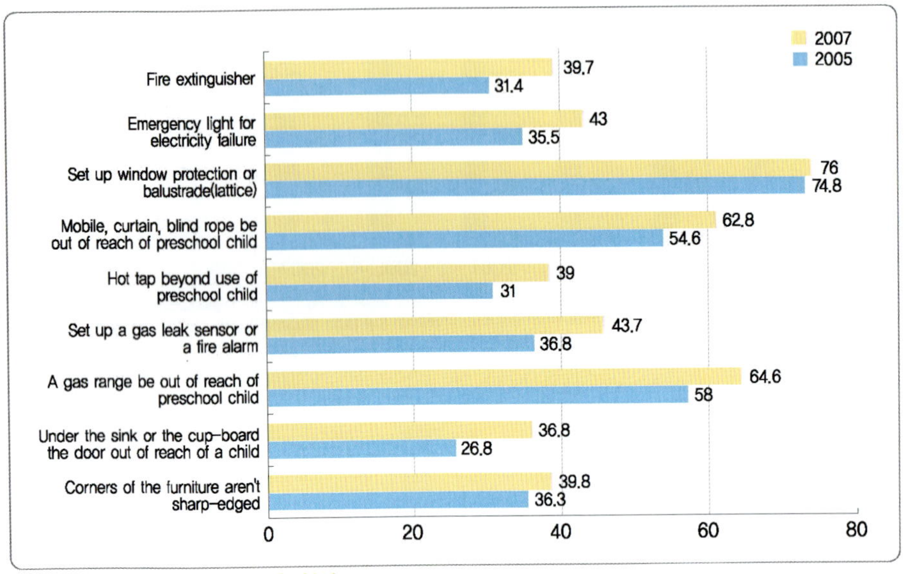

Figure 4-61 _ Safety environment inside home

4-5-3. Evaluation on Safe Community project of Songpa District

Songpa District has first analysed the present state of the safety development project by age, and then has executed a operation evaluation about the projects overall, including a public health center, a ward office each post 85 projects, gu-related organizations and 35 groups from December 5th 2007 to 10th.

A method evaluation is classified by formative evaluation, process evaluation, outcome evaluation according to the indicator brought up by Safe Community support center and the results were gathered as a form of survey divided into 7 section with 21 questions.

a. The status state of the project by age

We have classified 120 safety development project for the development of Safe Community Songpa by infant, child, juvenile, adult, elderly, and all ages as a subject.

The result each by percentage; safety projects were classified by household, road, school, local Community, public place, nursery school according to age and has analysed by project theme such as education, PR, environment improvement and strengthen regulation are the same as the following:

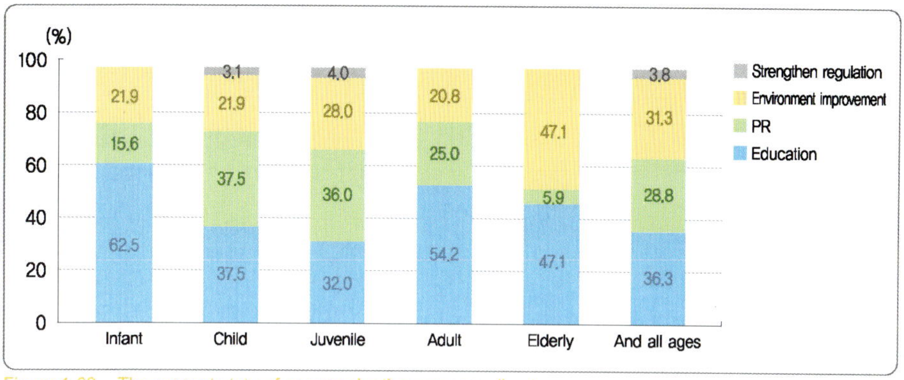

Figure 4-62 _ The present state of program by themes according to ages

As a result of analysis, safety promotion project has been operating various projects by ages and it appeared to be operating suitable projects according to the appropriate ages. However, projects for elderly are insufficient to some extent, and safety development projects by themes also seems to lean too much in education field, which requires modification and expansion of the project in the section.

b. Evaluation according to the project process stage

116 project that has done with a survey among the 120 safety development project were investigated classified by formative evaluation; is a planning stage, process evaluation; is in project managing field and outcome evaluation; is to know effect of the project and satisfaction.

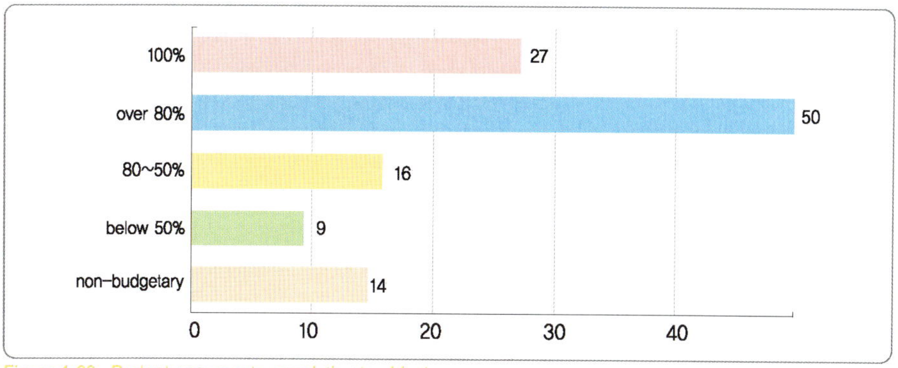

Figure 4-63 _Budget ensure rate correlation to object

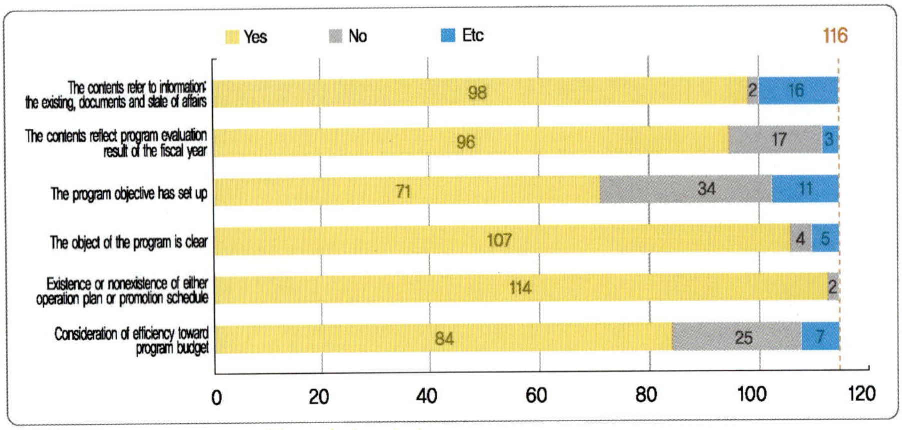

Figure 4-64 _ Appropriateness of the project contents

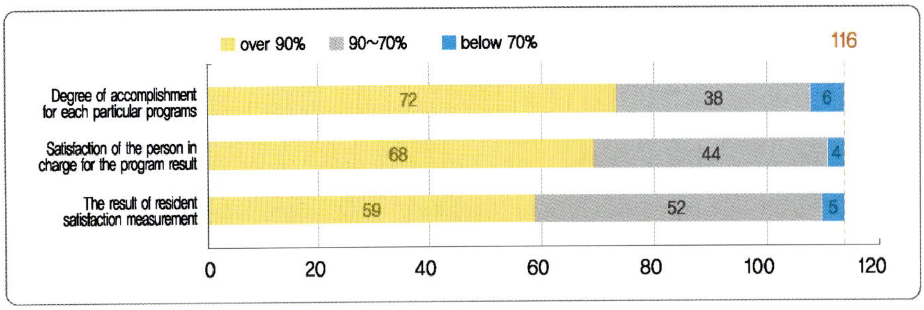

Figure 4-65 _ Project result field

Evaluation result of Safe Community project is applied as an important materials for reform in improved direction through grasping validity of the project, appropriateness of execution process, efficiency of the execution result altogether with long-term effect of the project execution result.

For fields that are much to be desired a supplementation should be prepared, and especially strategic approach is need for ensuring adequate budget and efficient enforcement, measured project object set up, effective monitoring device, expansion of the central project and strengthen evaluation, connection with development of Community for successful execution of Safe Community project.

Indicator 6. Ongoing participation in national and international Safe Community networks

Internal and external Safe Community network activity is significant in the fact that experience and information about local Community safety increase and injury prevention activities can be shared, and that it is an opportunity to cooperate inside and outside of our country. So far Songpa District has been sharing Safe Community programs by inspecting safety-increase and injury-prevention programs of various cities and presenting cases of our district in national and international society meetings and workshops. We will go on constantly propagating and sharing knowledge about the fields of safe cities all over the world, safety increase and injury prevention.

4-6-1. Friendly cooperation sign of Safe Community with Chaoyang, China

- **Date** : October 11 ~ 13, 2007 (2nights, 3days)
- **Visiting Cities** : Chaoyang, Beijing, China
- **Visitors** : Young-soon Kim, district leader of Songpa District, and 4 others
- **Purpose of Visit** : Inspecting Chaoyang WHO Safe Community official ceremony and visiting injury prevention programs
- **Main Contents**
  - Inpection of Chaoyang official ceremony : Official proclamation of safe cities of 4 highway departments in Chaoyang
  - Safe Community friendly cooperation sign ceremony between Songpa District and Chaoyang ; agreement on Safe Community program interchange
  - Visiting safety improvement facilities and programs of Chaoyang : Visiting safety health promotion center

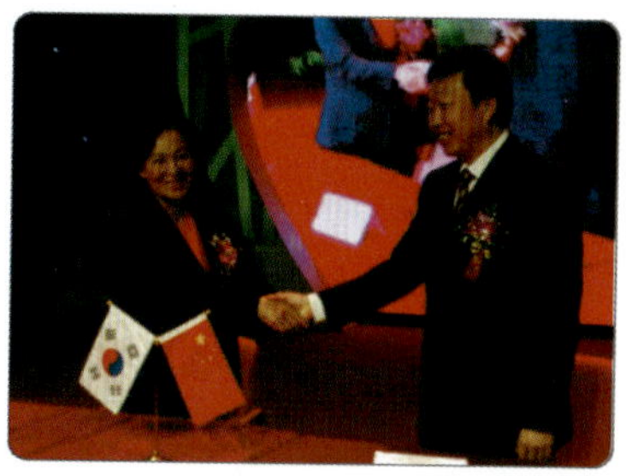

Figure 4-66 _ Safe Community friendly cooperation sign ceremony

4-6-2. The 4th Asia Regional Safe Community Conference

- **Date** : November 20 ~ 27, 2007 (6nights, 8days)
- **Place** : Royal Thailand Navy Conference Center (Bangkok, Thailand)
- **Participants** : Internal and external Safe Community experts and participants, 1,000 people from 22 countries (4 participants from Songpa District)
- **Subject** : Cooperation about global mind and rise of local strategies
- **Main Events**
  - Preliminary conference seminar
  - Asia Safe Community network meeting and Korea Safe Community network annual meeting
  - Introduction of Safe Community project of each nation (subject presentation and poster exhibit)

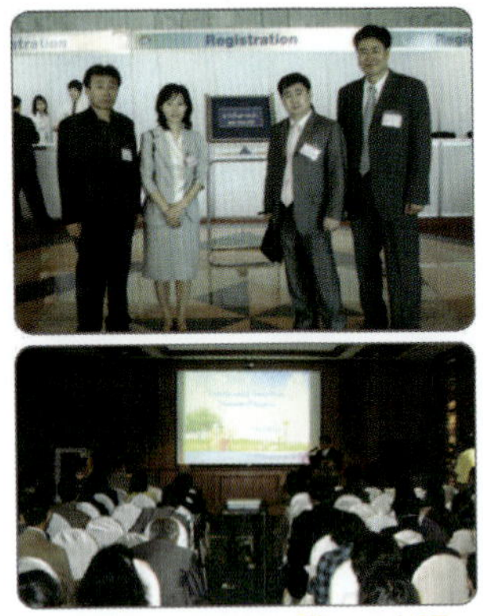

Figure 4-67 _ Asia Regional Safe Community Conference

4-6-3. Visit to Australia's Safe Community

- **Date** : November 7 ~ 13, 2007 (5nights, 7days)
- **Visiting Cities** : Melbourne, Sydney
- **Visitors** : Sung-hae Park, head of health sanitation department, and 5 others
- **Purpose of Visit** : Learning of advanced injury prevention program through visiting safe Communities in Australia
- **Main Contents**
  - Royal Children's Hospital : Production and supply of children's safety supplies and inspecting injury prevention education programs
  - Melbourne City : Constructing participants cooperation basis and inspecting main programs for safety improvement
  - Hume City : Visiting injury prevention programs for all classes

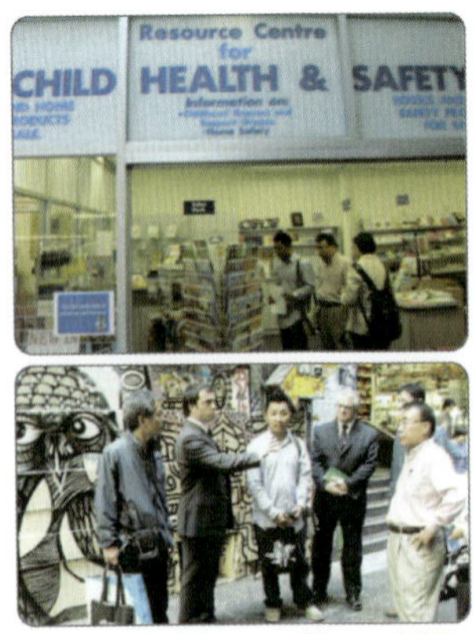

Figure 4-68 _ Visit to Safe Community Melbouren

4-6-4. Participation of Internal and external Safe Community network

Table4-6 **Internal · External Safe Community Network Participation State**

Date	Contents
October, 2005	• Cooperation basis construction symposium for safety promotion (Seoul) - Panel discussion : Safe Community Songpa project promotion state
November 6~7, 2006	• Jeju Safe Community international symposium and national safe Community workshop (Jeju) - Presentation : Making Safe Community Songpa
March, 2007	• Participation of first-half term workshop of healthy city · Safe Community (Seoul)
May 2, 2007	• International Safe Community network staff workshop (Ajou University)
July 9, 2007	• Participation of healthy city · Safe Community education of person in charge of autonomous district (Seoul)
July 30, 2007	• International Safe Community staff workshop (Jeju) - Presentation : Making Songpa safe for children
August 1, 2007	• Visit from Chaoyang, China, to inspect Songpa safety program
September 6~7, 2007	• Participation of second-half term workshop of healthy city · Safe Community (Seoul)
October 4, 2007	• Internal & domestic Safe Community symposium and workshop (Suwon) - Assigned discussion : Leadership for the promotion of successful Safe Community project
October 11~13, 2007	• Friendly cooperation sign of Safe Community with Chaoyang, China (Chaoyang, China)
November, 2007	• Participation of healthy city · Safe Community education of person in charge (Seoul)
November 7~13, 2007	• Visit to Australia's Safe Community (Melbourne, Hume, Royal Children's Hospital)
November 20~27, 2007	• The 4th Asia Regional Safe Community Conference (Bangkok, Thailand) - Presentation : Construction of Songpa District infants injury observation system - Presentation : Injury prevention program of Songpa District elderly - Poster presentation : Making Songpa District safe for children
November 27, 2007	• Forum for evidence based child safety (Suwon) - Presentation : Making Songpa District safe for children

5 Ongoing and long-term perspective on Safe Community Songpa

CHAPTER>>

5-1. A direction for Safe Community Songpa

The Safe Community Songpa Project has imported the model of the International Safe Community Network, which is co-ordinated by the WHO Collaborating Center on Community Safety Promotion in Karolinsca Institute, Stockholm, Sweden and operate it according to 5 particular subjects, under the vision : 'Safe Community in life, Songpa the best in the world'

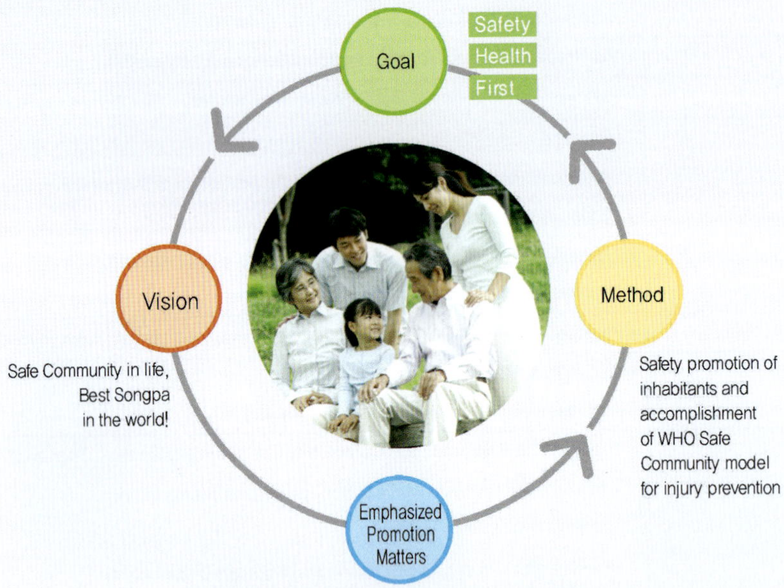

- Construction of community's safety network and mutual cooperation basis
- Effective program achievement based on evidence
- Improvement of accessible high-risk and vulnerable group
- Inducement of active participation of community resources and formation of social sympathy
- Construction of injury surveillance system

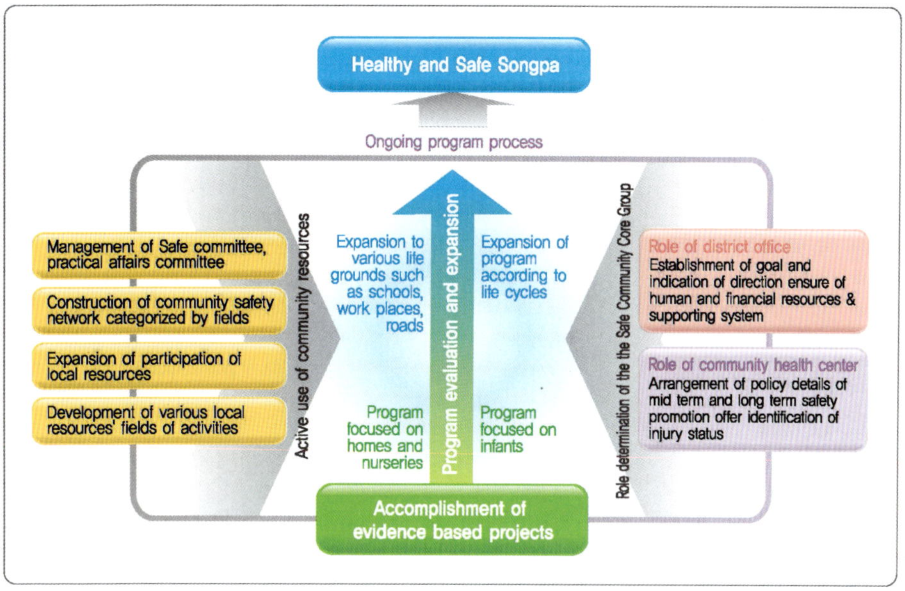

Figure 5-1 _ Strategies for sustainable development

5-2. Ongoing development strategy for Safe Community Songpa

The following is the gradual development strategy under the vision of 'Safe Community in our lives, the superior Songpa in our world', to operate model of the International Safe Community Network successfully :

Table5-1 Gradual development strategy

Stages	Year	Activities
Preparation stage	2005	• Propose model of Safe Community project • The basic diagnosis on community • Clarify the injury issue and setting the priorities • Motivate the operation of the project and forming sympathy • Establish promotion strategy for long-term development of Safe Community program
Process stage	2006~2007	• Begin Safe Community Songpa project • Establish Safe Community promotion ordinances • Organize Safe Community committee and administration agency • Cultivate the system of collecting injury incidents • Develop and operate injury prevention program • Evaluate the program and give feedback • Participate in the domestic and foreign Safe Community network • Submit the annual report to the Safe Community Support Center

Stages	Year	Activities
Mature stage (program settlement and injury rate decrease of 10%)	2008~2012	• Approval of Safe Community • Evaluate the injury prevention program and give feedback • Set the mid-long-term development plan for Safe Community project • Find a solution for development plan through the network with domestic and foreign Safe Communities
Expansion and continual development stage (program spread and injury rate decrease of 20%)	2013~2017	• Re-approval of Safe Community • Institute Songpa District Safety Promotion Center • Overall evaluation and feedback for Safe Community Songpa project • Develop and improve continuous injury prevention safety and promotion programs • Periodical collection of injury data • Take an active role to be an exemplary Safe Community project inside and outside the country

5-3. Further perspective

5-3-1. The foundation of mutual collaboration basis

· Activation of function through Safe Community conference, we should build close relationship with all social standings to be sure, and operate practical collaboration scheme. Particularly, maintaining mutual assistant system with volunteer service center and making database of collected injury research through connection with National Health Insurance Corporation etc, and elevating effect of the project by foundation of infrastructure with the group of specialists are required.

· We should encourage participation of the residents. Hence, we form social chemistry through active promotion for Safe Community project so that recognition toward 'safety' can be naturally absorbed in their lives.

5-3-2. Long-term and continual programs

· The biggest challenge in operating Safe Community project is that the evaluation of the whole project can only be carried out when it is operated for a long period of time, since Safe Community project is peculiarly founded on the regional society. Also, a multi-dimensional approach toward each and every regional resident is demanded.

· Safe Community Songpa project has been considering the very project targeted for infants, who have the higher initial injury morbidity, as priority. Hereafter, we should expand the programs for juveniles and adults according to the life cycle, and promote various programs for elderly that fits the current aging society. Especially, the programs that prevent the radically growing number of suicides are needed to be promoted actively.

· Moreover, programs started concentrating on the households and day-care centers should be broadened to schools, roads, industrial fields, and sports facilities in order to carry out influential project for diverse standards for the individuals, organizations, regions of Community

· By setting the direction of promotion of programs that are operated as Safe Community project in long-term view, a superior sections will move on to developmental direction and unsatisfied sections will improved through modification and supplementation.

5-3-3. Programs that can identify the causes and frequency of injury

· For the systematical and continual processing of injury morbidity data, Songpa District has built the system of collecting injury incidents of the residents. Furthermore, Songpa District will examine the causes and frequency of injury through such supervising system of injury incidents.

· The followings are the injury data that we aim to collect through the statistical system of injury incidents.

- Injury mortality data : The statistics on causes of death by National Statistical Office 7(period : annual)
- Injury morbidity data : Consensus research (period : every 5 years), varieties of administration data (period : annual)
- Diagnosis of environmental and behavioral injury risk : Regional society observation (period : biannual)
- High injury risk data : Infants injury incidents observation (period : annual)

5-3-4. Evaluation on implementation and effects of program

· For evaluation of Safe Community project, first evaluate implementation process and result per injury mechanism and it is to evaluate if the project has achieved the ultimate objectives which decide whether or not to proceed the project based on the results.

· In case of the district, we will devise a plan referring to a valuation basis recommended by WHO Collaborating Center which include formative evaluation, process evaluation and satisfaction evaluation, since Songpa District hasn't been prepared with its own valuation basis.

5-3-5. Continuous participation in domestic and international Safe Community network

· Participate in domestic and foreign academic institutions and symposiums, and share experiences through presentation such as about project operation cases

· Through this, we should perform as an exempler such as supporting the cities newly installing such project by cope with new change and demand

5-3-6. Settle as a successive model of Safe Community project

· We should develop Songpa District cases so that it can be a successive model based on continuos execution of projects even after the approval of Safe Community. Hence, input of man resources in charge and effective budget should be continued and we should secure fundamental basis such as institutional basis and Safe Community project should be the top priority over the various objectives of the gu(district).

· Upon the strong basis of Safe Community project, the importance of this project must be recognized within the mutual consensus that believes the completion of culture, education, physical activities and green cities.

Table

Figure

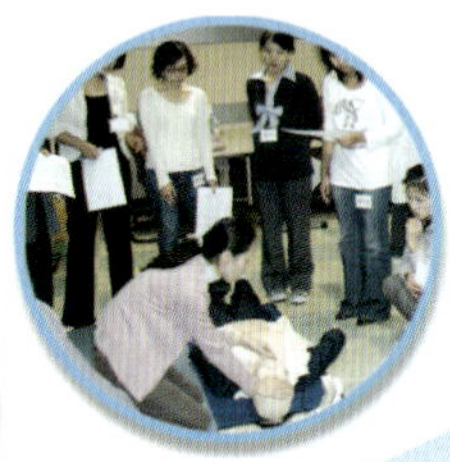

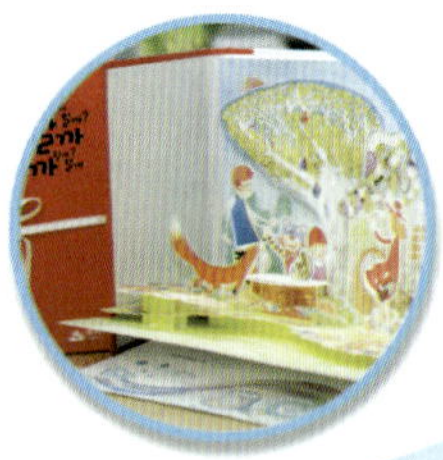

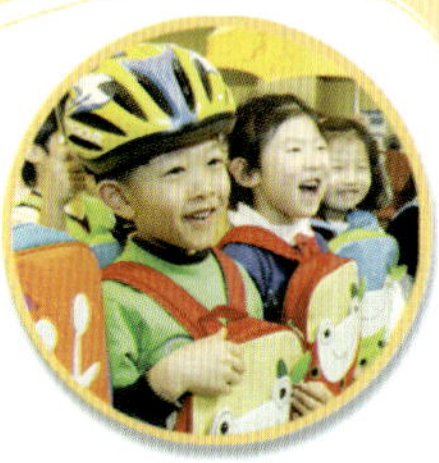

Safe Community SONGPA

참고문헌

- 박남수(2004). 근로자 손상예방을 위한 근거중심 우선순위 설정. 연세대학교 대학원 박사학위논문.
- 배상수(2004), 보건사업기획. 계축문화사.
- 보건복지부(2008), 아동안전취약분야실태조사, 아주대학교 지역사회안전증진연구소
- 서영준, 이해종, 이희원 외. 보건소 중심 건강증진사업 수행과정의 질 평가지표 개발. 연세대학교, 보건복지부. 2002
- 아주대학교 지역사회안전증진연구소 (2005a). 서울시 안전도시 만들기 기본조사.
- 아주대학교 지역사회안전증진연구소 (2005b). 송파구 안전도시 시범사업 기본조사연구.
- 아주대학교 지역사회안전증진연구소 (2006). 원주 안전도시 만들기 기본조사
- 아주대학교 지역사회안전증진연구소 (2008a), 안전한 경남만들기 기본조사
- 아주대학교 지역사회안전증진연구소 (2008b). 안전한 계룡만들기 기본조사
- 조준필 (2000). 손상예방. 2000년 대한응급의학회 춘계학술대회 연제집.
- 통계청 . 2006년 사망원인 통계결과. 2007
- AIHW(1997), National Health Priority Areas Report, Injury Prevention And Control.
- AIHW(2003), National Injury Prevention Plan Priorities For 2004 And Beyond ; Discussion Paper.
- Bunton R.(2002). Health Promotion As Social Policy In Health Promotion, London, Routledge
- Bradshaw D., Schneider M.(1997). Priority Setting In Health Care; Burden Of Disease Cannot Be Jettisoned. Australian And New Zealand Journal Of Public Health. 22(4). P 517
- CDC(2001), ICECI Short Version ; External Cause Of Injury Mortality Matrix For ICD-10.
- Christoffel, J.D., Gallagher S.S (2006). Injury Prevention And Public Health. Jones And Bartlett Publishers.
- European Child Safety Alliance(2004). Priorities For Child Safety In The Europe Union, Agenda For Action.
- Haddon W:, (1974) Strategy In Preventive Medicine, Journal Of Trauma. 14. P 353-354
- Haddon W., Suchnam E., Klein D.(1964), Accident Research-Methods And Approaches. Harper & Row Publishers. Usa
- Klassen T., Mackay J., Moher D. et al.,(2000), Community-Based Injury Prevention Interventions. The Future Of Children, 10(1), P83-110
- Leon. A.P, Svanstrom L., Welander G., Schelp L., Ekman R.,(2007). Differences In Child Injury Hospitalizations In Sweden : The Use Of Time-Trend Analysis To Compare Various Community Injury-Prevention Approaches. Scandinavian Journal Of Public Health. 35:6, 623-630
- National Committee For Injury Prevention And Control(1989), Injury Prevention, Meeting The Challenge, USA.
- Nilsen P.,Hudson D., Kullberg A., Timpka T., Ekman R.,(2004). Making Sense Of Safety, Injury Prevention. 10;2, P 268~274.
- Potvin L., Cargo M., Mccomber A et al.,(2003) Implementing Participatory Intervention And Research In Communities :Lessons From The Kahnawake Schools Diabetes Prevention Project In Canada, Soc Sci Med. 56.
- Stokols D.,(1996). Translation Social Ecological Theory Into Guidelines For Community Health Promotion. American Journal Health Promotion. 10. P 282~298
- Svanström L (2000). Evidence Based Injury Prevention And Safety Promotion : State Of Art. In Injury

Prevention And Control, London. Taylor And Francis.

- Thomson B., Kinne S., (1990). Social Change Theory. Application To Community Health, Newbury Park, Sage Publication.
- UNICEF (2003). A League Table Of Child Maltreatment Deaths In Rich Nations, Unicef.
- Welander G., Svanstrom L., Ekman R.,(2004). Safety Promotion- An Introduction , 2nd Edition. Karolinska Institutet, Stockholm, Sweden.
- WHO (1989), Manifesto For Safe Communities. Safety-A Universal Concern And Responsibility For All. Adopted In Stockholm, September 20th 1989 at The First World Conference On Accident And Injury Prevention, Geneva.
- WHO (1998), Safety And Safety Promotion : Conceptual And Operational Aspects. Quebec.
- WHO Europe (2005), Developing Action Plans, Children's Health And Development. WHO Regional Office Of Europe.

참고사이트

- 세계보건기구 폭력 및 손상예방 분과 (WHO, Division of Violence & Injury Prevention)
  ☞ http://www.who.int/violence_injury_prevention/en/
- 세계보건기구 지역사회안전증진협력센터 http://www.phs.ki.se/csp
  ☞ http://www.phs.ki.se/csp
- 국제안전도시공인센터 네트워크
  ☞ http://www.phs.ki.se/csp/who_certifying_centres_network_en.htm
- 국제 안전도시 지원센터 네트워크 http://www.phs.ki.se/csp/who_affiliate_centers_members_en.htm
  ☞ http://www.phs.ki.se/csp/who_affiliate_centers_members_en.htm
- 국제 안전도시 네트워크 각 도시별 자료
  ☞ http://www.phs.ki.se/csp/who_safe_communities_network_en.htm
- 손상 및 안전 관련 기관 링크
  ☞ http://www.phs.ki.se/csp/who_links_en.htm
- 아주대학교 지역사회안전증진연구소
  ☞ http://www.safekorea.re.kr
- 미국 질병관리본부 국가손상예방센터
  ☞ http://www.cdc.gov/ncipc
- 한국 질병관리본부 손상감시 홈페이지
  ☞ http://www.injury.cdc.go.kr

찾아보기